Leitfaden zur Röntgendiagnostik

H. Wagschal · D. Quilitz

Leitfaden zur Röntgendiagnostik

mit 100 Klausurfragen für MTRA

Mit 41 Abbildungen

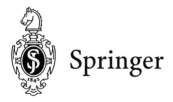

Springer

Hannelore Wagschal
Trift 16
29313 Hambühren

Dieter Quilitz
Trift 16
29313 Hambühren

ISBN 3-540-58443-9 Springer-Verlag Berlin Heidelberg New York

CIP-Eintrag beantragt

© Springer-Verlag Berlin Heidelberg 1995
Printed in Germany

Satz: Datenkonvertierung durch Springer-Verlag
SPIN: 10480105   21/3130-5 4 3 2 1 0 – Gedruckt auf säurefreiem Papier

Schmunzelecke

Das Röntgenbild

Ein Meister aller Jünger riet,
nur das zu glauben, was man sieht!
Dennoch, der Einwand sei erlaubt,
daß manch einer sieht, was er glaubt. (Frei nach E. Roth)

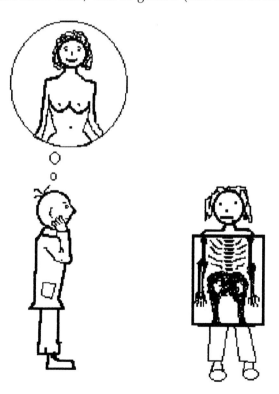

Vorwort

Dieser Leitfaden soll als Begleithilfe für die Zielgruppe MTRA während ihrer Ausbildung verstanden werden, erhebt aber keinen Anspruch auf Vollständigkeit.

Durch eigene Erfahrung ist uns bekannt, daß keine oder nur wenig geeignete Sekundärliteratur erhältlich ist. Die derzeit entsprechende Literatur ist meist auf Mediziner oder Medizinstudenten zugeschnitten.

Dieses Buch enthält das komprimierte Grundlagenwissen mit den wichtigsten Details, die für das Examen in der konventionellen Radiologie wichtig sind. Insbesondere wurde Wert gelegt auf Aktualität hinsichtlich der neueren Technik, sowie die Berücksichtigung des Strahlenschutzes in Anlehnung an die Leitlinien der Bundesärztekammer. Wir hoffen mit diesem Leitfaden eine Lücke geschlossen zu haben.

Für das freundliche und prompte Korrekturlesen (Konstanzprüfung) danken wir Herrn Manfred Mayr, Dipl. Physiker, KZV-Kaufbeuren. Für die organisatorische, fachliche und materielle Unterstützung danken wir Herrn Chefarzt Dr. W. F. Lohkamp, KZV-Kaufbeuren. Frau Elvira Pennings, Ltd. MTRA, KZV-Kaufbeuren danken wir für die fachliche Kritik und fördernden Diskussionen (Kontrastmittel). Ebenso danken wir Herrn Fred-Michael Neiße, MTRA, KZV Kaufbeuren (Korrekturlesen der Klausurfragen). Nicht zuletzt gilt unser Dank Frau Dr. Ute Heilmann, Springer Verlag, für die Realisierung dieses Buches.

Die Autoren

Inhaltsverzeichnis

Beeinflussung der Strahlen durch Zusatzgeräte

Anhang

Anschauungsmaterial

Abkürzungen und Zeichen

Ag	= Silber
AgBr	= Silberbromid
Al	= Aluminium
ALGW	= Aluminiumgleichwert
BLA	= Belichtungsautomatik
Be	= Beryllium
C	= Kondensator
CaWo4-Folien	= Calcium-Wolframat-Folien
CsJ-Schicht	= Cäsium-Jodid-Schicht
CT	= Computertomographie
Cu	= Kupfer
DL	= Durchleuchtung
e	= Elektronen (positiv oder negativ)
EK 200..300	= Empfindlichkeitsklassen
FFA	= Fokus-Film-Abstand
FOA	= Fokus-Objekt-Abstand
GKD	= Ganzkörperdosis
Gy	= Gray SI-Einheit
Hz	= Herz SI-Einheit
kHz	= Kilo-Herz
keV	= Kilo-Elektronen-Volt
kV	= Kilo-Volt SI-Einheit
KM	= Kontrastmittel
kW	= Kilowatt SI-Einheit
L	= Spule
LWS	= Lendenwirbelsäule
mSV	= Milli-Sievert SI-Einheit
mAs	= Milli-Amperesekunden SI-Einheit
MeV	= Mega-Elektronen-Volt
m	= Micro-Meter
P	= Micro-Prozessor
s	= Micro-Sekunden

OSG	= Oberes Sprunggelenk
Pb	= Blei
SP	= Schmelzpunkt
SE-Folien	= Seltene Erden-Folien
Th	= Thyristor
Ug	= Spannung, gesamt
Ua	= Ausgangsspannung
Z	= Ordnungszahl
ZnS	= Zink-Sulfid

1 Die Röntgenröhre

Die Röntgenröhre (s. Abb. 1) besteht aus einem luftevakuierten Glaskolben, damit die freigesetzten Elektronen nicht durch Luftmoleküle abgelenkt werden. In dem Glaskolben befinden sich zwei Elektroden, die Kathode mit einem *negativen* und die Anode mit einem *positiven* Potential.

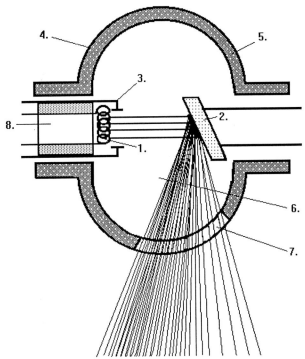

Abb. 1. *1*, Heizspirale; *2*, Anode; *3*, Wehnelt-Zylinder; *4*, Röhrenschutzgehäuse; *5*, Öl; *6*, Vakuum; *7*, Strahlenaustrittsfenster; *8*, Kathode

1.1   Die Kathode

Die Kathode besteht aus einem hitzebeständigen Material (Wolfram; Sm 3380 °C) das auf 2000 °C erhitzt wird. Beim Glühen der Wolframspirale entsteht ein Elektronensee.

Der Wehnelt-Zylinder umgibt die Wolframspirale und sorgt für die Bündelung der aus dem Glühfaden austretenden Elektronenwolke.

1.2   Die Anode

Bei Verbundanoden besteht das Anodenmaterial aus zwei Schichten.

Die erste Schicht (1,3 mm) besteht zu 90 % aus Wolfram und 10 % aus Rhenium.

Rhenium dient zur Glättung der Anodenoberfläche.

Die zweite Schicht (5 bis 11 mm) als Träger der Wolfram-Rheniumschicht besteht aus *Molybdän.*

Verbundanoden bieten folgende Vorteile:
- Schnelle Ableitung der Wärme an untere Schichten
- große Wärmekapazität
- lange Lebensdauer

Verbundanoden finden nur bei Drehanoden Verwendung.

Bei speziellen Röhren z. B. CT wird der Anodenteller zusätzlich mit einer Graphitschicht versetzt, da das leichte Graphit kurzfristig eine große Wärmemenge speichern kann.

Die Rückseite des Anodentellers ist schwarz, um die entstandene Wärme abgeben zu können.

Der Anodenstil besteht wegen der guten Leitfähigkeit aus Kupfer.

1.3   Das Röntgenröhrenschutzgehäuse

Der Glaskolben wird von einem Röhrenschutzgehäuse umgeben. Das Gehäuse besteht aus Blei und Stahl und nimmt folgende Aufgaben wahr:

- Strahlenschutz (Schutz vor extrafokaler Strahlung)
- mechanischer Schutz
- Kühlung
- Hochspannungsschutz

Zwischen dem Glaskolben und dem Röhrenschutzgehäuse befindet sich Öl. Das Öl dient zur Kühlung, d. h., bei weiterer Ausdehnung des Öls durch Erwärmung wird ein Überlastschalter betätigt, der die Röntgenröhre ausschaltet.

1.4   Tiefenblende

Die fokusnahen Blenden absorbieren die extrafokale Strahlung, während fokusferne Blenden das Nutzstrahlenbündel begrenzen.

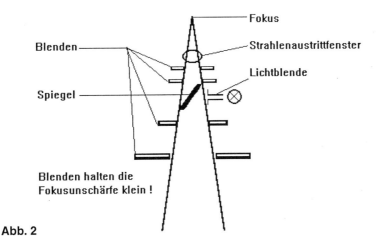

Abb. 2

Achtung: Wenn der Spiegel verkantet ist, stimmt die Ausrichtung des Nutzstrahlenbündels nicht mehr!

1.5   Kennzeichen der Röhre

Die Röntgenröhre weist folgende Kennzeichen auf:

- Brennfleck   1,2/1,8 mm
- Brennfleckbelastbarkeit   (30 kW für kleinen Fokus;
                                    50 kW für großen Fokus)
- Anodenneigungswinkel   8/17°
- Anodentellerdurchmesser   8–10 mm
- Anodenumdrehungszahl   U/min

1.6   Faktoren, die die Fokusgröße beeinflussen

1. Neigungswinkel der Anode (s. Abb. 3)
2. Größe der Spirale
3. Wehnelt-Zylinder

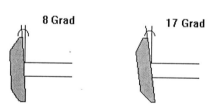

Abb. 3. Anodenneigungswinkel

1.7 Der Generator

Definition des Generators

Zum Generator gehören alle erforderlichen Bauteile wie:

Netzteil, Hochspannungsgenerator, Spannungswandler, Prozeß-
leitelektronik, Meß- und Regeleinheit, Meßwertaufnehmer und
Bedientableau (BLA) (s. Abb. 4).

Mit der Werteingabe über das Bedientableau wird die Prozeßleit-
elektronik angesprochen, die mit ihrem Mikro-Prozessor „µP" als
Rechner für die Meß- und Regeleinheiten korrespondierend tätig
wird.

Die Meß- und Regeleinheiten mit ihrer Auswertelektronik über-
nehmen das Ansteuern der Röntgenröhre.

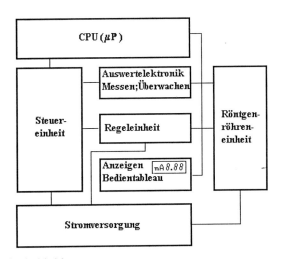

Abb. 4. Blockschaltbild

1.7.1 Aufbau des Generators

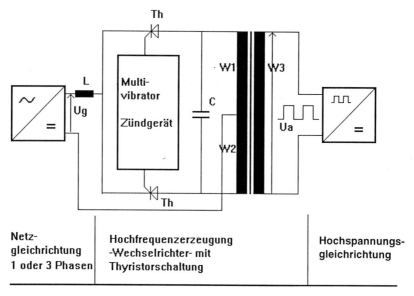

Netz- gleichrichtung 1 oder 3 Phasen	Hochfrequenzerzeugung -Wechselrichter- mit Thyristorschaltung	Hochspannungs- gleichrichtung

Abb. 5. Multipulsgenerator

Vorteile des Multipulsgenerators

Da der Multipulsgenerator mit einer Frequenz von 400 Hz bis 15 kHz betrieben wird, ist er den konventionellen 6 und 12 Puls Generatoren vorzuziehen.

Aufgrund der neuzeitlichen Technik erfahren Multipulsgeneratoren Gewichtsersparnis und dadurch kompakte Bauweise.

Ein wesentlicher Fortschritt ist in der schnellen Spannungsregelung im µs-Bereich zu sehen. Durch die alte Relaistechnik konnte bisher nur im ms-Bereich gearbeitet werden, die eine nicht so präzise kV-Regelung zu ließ. Ein weiterer Vorteil ergibt sich aus der fortschrittlichen Elektronik hinsichtlich der Automatisierung (Belichtungsautomatik BLA).

1.7.2 Die Steuerung

Die Steuerung ist ein Vorgang in einem System, bei dem eine oder mehrere Größen als Eingangsgrößen anderer Größen als Ausgangsgrößen aufgrund der dem System eigentümlichen Gesetzmäßigkeit beeinflußen.

Eine Steuerung liegt vor, wenn man mit einer Stellgröße unmittelbar das Stellglied und damit den Istwert der physikalischen Größe verändert.

Der Istwert kann sich durch zusätzliche äußere Einflüsse unerwünschterweise ändern.

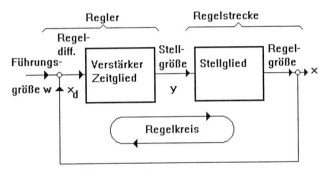

Abb. 6. Signalflußplan eines Regelkreises

1.7.3 Die Regelung

Ein Regler ist die Verbindung aus einem Vergleicher und einem Verstärker sowie erforderliche Zeitglieder.

Eine Regelung ist dann vorhanden, wenn der Istwert einer physikalischen Größe (Regelgröße x) fortlaufend mit dem Sollwert einer Führungsgröße w verglichen und bei Abweichung so beeinflußt wird, daß er sich dem Sollwert möglichst vollständig nähert.

Da der Signalfluß innerhalb eines in sich geschlossenen Kreises stattfindet, spricht man von einem Regelkreis (s. Abb. 6).

2 Entstehung der Röntgenstrahlen

Durch Anlegen einer Hochspannung werden die Elektronen von der Kathode zur Anode beschleunigt. Dort werden die Elektronen abgebremst. Soeben ist also 1 % Röntgenstrahlung und 99 % Wärme entstanden. Von diesem 1 % Röntgenstrahlung ergeben sich 10 % Nutzstrahlung und 90 % Streustrahlung. Röntgenstrahlung ist eine heterogene Strahlung, d. h. sie enthält Strahlung unterschiedlicher Energie mit einem kontinuierlichen Bremsspektrum.

In der Röntgendiagnostik wird in einem Energiebereich von 30 kV (Weichstrahltechnik) bis 150 kV (Hartstrahltechnik) gearbeitet.

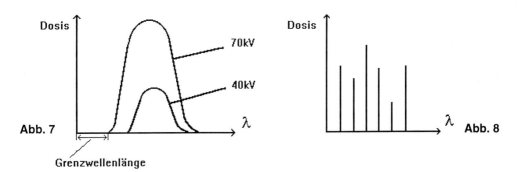

Abb. 7. *Kontinuierliches Spektrum* besteht aus verschiedenen Wellenlängen bei ↑kV, ↑Z. Die kürzeste Strahlung ist die energiereichste und wird als *Grenzwellenlänge* bezeichnet

Abb. 8. *Diskontinuierliches Spektrum.* Charakteristische Strahlung besteht aus einer *bestimmten* Wellenlänge, die charakteristisch für die Art der Atome des Bremsmaterials ist und zeigt ein diskontinuierliches Spektrum bei ↓kV, ↓Z

2.1   Der elektronische Brennfleck

Der elektronische Brennfleck stellt den Bereich dar, in dem die Röntgenstrahlung entsteht. Der Fokus ist der Mittelpunkt des Brennflecks.

Geometrisch gesehen ist der elektronische Brennfleck der Querschnitt des Elektronenstrahlbündels mit der Anodenoberfläche.

2.2   Der thermische Brennfleck

Der thermische Brennfleck ist als Gesamtfläche der vom Elektronenstrahlbündel getroffene Teil definiert.

Bei Festanoden ist er mit dem elektronischen Brennfleck identisch.

Bei Drehanoden hat man eine Brennfleckbahn (s. Abb. 10).

2.3   Der optische Brennfleck

Der optische Brennfleck ist die Senkrechtprojektion des elektronischen Brennflecks parallel zur Verbindungslinie *Fokus-Objektelement*.

Die Geometrie dieses Brennflecks stellt sich quadratisch dar.

Die Größe des optischen Brennflecks ist entscheidend für die geometrische Unschärfe (s. auch Kap. 5.1; Abb. 21).

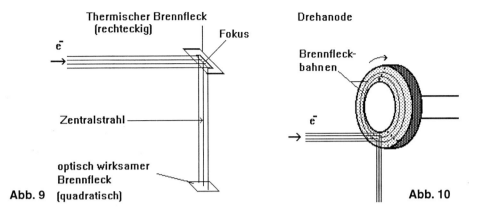

Abb. 9

Abb. 10

2.4 Heel-Effekt

Der Heel-Effekt beruht auf der unterschiedlichen Absorption der auftreffenden Elektronen in das Anodenmaterial. Bedingt durch den Neigungswinkel der Anode treffen die Elektronen unterschiedlich tief in das Anodenmaterial ein. An dem flacheren Winkel müssen die Elektronen einen längeren Weg zurücklegen (s. Abb. 11), woraus folgt, das sie stärker geschwächt werden. Hieraus leitet sich die wichtige Erkenntnis ab, das die Dosisleistung anodennah geringer ist als anodenfern.

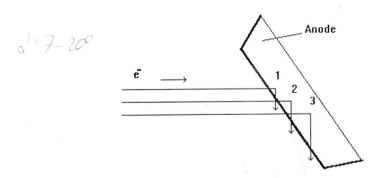

Abb. 11. Strahl Nr. 1 hat noch eine hohe Durchdringungsfähigkeit im Gegensatz zu den Strahlen Nr. 2+3, da diese Strahlen einen weiteren Weg aus dem Anodenmaterial zurücklegen müssen

Der Heel-Effekt ist immer vorhanden; macht sich aber erst bei kleinem bzw. bei Verwendung des Mikrofokus bemerkbar. Diese leichte Inhomogenität des Nutzstrahlenbündels wird in der Mammographie bewußt ausgenutzt.

3 Eigenschaften und Wechselwirkung von Röntgenstrahlen

Tritt Röntgenstrahlung mit Materie in Wechselwirkung, so zeigen sich folgende Auswirkungen:

- Photographischer Effekt (Filmschwärzung)
- Biologischer Effekt (Zellzerstörung)
- Lumineszenzeffekt (Anregung zur Lichtemission)
- Ionisationseffekt (Gasionisation)
- Halbleitereffekt (Veränderung der Leitfähigkeit)
- Schwächungseffekt (s. Kap. 3.1)

3.1 Schwächungseffekt

Die Schwächung der Röntgenstrahlen hängt von Absorptions- und Streuvorgängen an den Atomen des durchstrahlten Stoffes ab. Die Streuung ist durch die Richtungsänderung des einfallenden Röntgenquants bedingt.

Haben Röntgenstrahlen den Körper durchdrungen, treten sie in unterschiedlich geschwächtem Zustand aus dem Körper heraus. Faktoren, die die Absorption und die Schwächung beeinflussen:

- Dicke
- Dichte
- kV
- Z

3.2 Streuung

Klassische Streuung

kV↓ Z↓

Photonen werden an der Elektronenhülle elastisch gestreut. Das
Photon ändert lediglich seine Bewegungsrichtung.

Merke: Kein Energieverlust;
Keine Ionisation;
Mit zunehmender Quantenenergie nimmt die Streuintensität ab
(s. Abb. 12).

Compton-Streuung

keV > 30

kV>70 Z↑

Wechselwirkung zwischen Photonen und Elektronen, bei denen
das Photon nur einen Teil seiner Energie an ein Elektron der *äußeren* Schale abgibt, während der Rest mit verminderter Energie
weiterfliegt.

Merke: Richtungsänderung mit Energieverlust!
Mit zunehmender kV wird die Streustrahlung mehr in Richtung
der Primärstrahlung abgelenkt (s. Abb. 13).

3.3   Darstellung der Schwächungsvorgänge

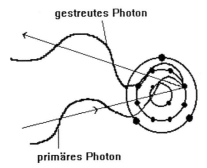

Abb. 12. *Klassische Streuung.* Es besteht eine Phasenbeziehung zwischen der primären und der gestreuten elektromagnetischen Welle. Das Photon regt ein Elektron zu Schwingungen gleicher Frequenz an. Das Elektron strahlt die gleiche Photonenenergie in eine andere Richtung wieder ab

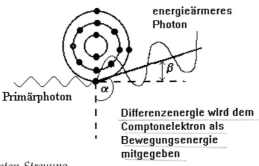

Abb. 13. *Compton-Streuung*

3.4   Absorption

Photoabsorption = Photoeffekt; kV↑, Z↓

Die Wahrscheinlichkeit für das Auftreten dieses Effektes liegt im mittleren Energiebereich.

Der Photoeffekt nimmt mit der Ordnungszahl „Z^5" stark zu.

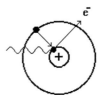

Abb. 14

Ein Photon trifft ein Elektron der inneren Schale (meist der K-Schale → max. Energieabsorption, da hohe Bindungsenergie) und schleudert es heraus.

Das dadurch entstandene Loch wird durch ein Elektron der äußeren Schale wieder aufgefüllt.

Hierdurch wird Fluoreszenzstrahlung emittiert → (charakteristische Strahlung).

Die Strahlung verliert dabei ihre gesamte Energie, d. h. sie wird vollständig absorbiert.

Der Begriff „charakteristische Strahlung" meint, daß die Strahlung für ein Element mit einer bestimmten Ordnungszahl typisch, also charakteristisch ist.

3.5 Paarbildung

Der Paarbildungseffekt tritt auf, wenn hochenergetische Photonenstrahlung (ab 1,02 MeV) in die Nähe des Atomkerns gelangt.
Dabei kann sich die Strahlung in Materie verwandeln, d. h. es
entsteht dann ein negativ geladenes Elektron und ein positiv geladenes Positron. Das „Teilchenpaar" verfügt über eine hohe Be-
wegungsenergie und läßt es mit Hüllenelektronen von Nachbar-
atomen zusammenstoßen. Das dadurch langsamer gewordene
Positron sucht sich ein Elektron. Dadurch kommt es zur Vereini-
gung von Materie mit Antimaterie, und führt zur Vernichtungs-
strahlung mit 2 Vernichtungsquanten von je 511 keV.

In der Röntgendiagnostik spielt dieser Effekt keine Rolle.

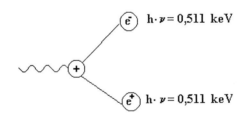

Abb. 15

Beeinflussung der Strahlen
durch Zusatzgeräte

4 Raster

Streustrahlung vermindert den Kontrast; durch Eingrenzung des Strahlenbündels wird die Streustrahlung herabgesetzt. Desweiteren kann die Streustrahlung durch den Einsatz von Rastern weitgehend vermieden werden.

Streustrahlenraster bestehen aus Lamellen. Die Lamellen bestehen entweder aus Blei oder aus Wolfram, also einem Material, das Strahlen stark schwächt.

Damit Strahlung noch durchgelassen werden kann, sind zwischen den Lamellen Zwischenräume aus strahlendurchlässigem Material (z. B. Kunststoff oder organisches Material). Die Höhe der Lamellen und der Lamellenabstand zueinander drücken das *Schachtverhältnis* aus. Dem jeweiligen Zweck entsprechend stehen verschiedene Raster zur Verfügung.

4.1 Bewegte Raster

Damit die Lamellen des Rasters nicht abgebildet werden, werden sie während der Expositionszeit automatisch bewegt.

Bewegte Raster sind *fokussiert,* d. h. daß die vom Fokus ausgehenden Röntgenstrahlen genau durch die Lamellenschlitze hindurchgehen (s. Abb. 16, S. 22).

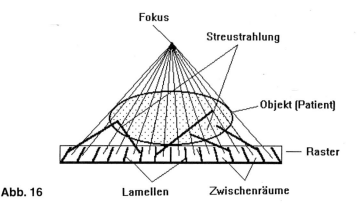

Abb. 16

4.2   Feststehende Raster

Hierbei handelt es sich meist um Rasterkassetten. Dieser Raster-
typ findet seinen Einsatzort dort, wo keine Rasterbewegung möglich ist, z. B. bei angestellten Aufnahmen (axiale Hüfte, Schädel
usw.) oder bei Bettaufnahmen (Thorax).

Der Raster zeigt parallel zueinander angeordnete Lamellen – die
Lamellen sind nicht auf den Fokus ausgerichtet, also nicht fokussiert.

Aber aufgepaßt, werden Aufnahen mit gekippter Röhre angefertigt, so ist zu beachten, daß die Röhre nur *cranial* und *caudal*,
auf keinen Fall nach medial oder lateral gekippt werden darf.

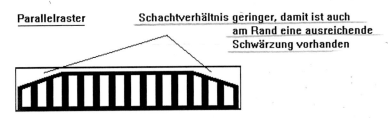

Abb. 17

4.3 Rasterkenngrößen

Streustrahlenraster unterscheiden sich durch ihren Aufbau und in ihrer Funktion. Die folgenden Angaben charakterisieren jedes Raster und dessen Verwendung.

* Röhrenzeichen
* Schachtverhältnis
* Linienzahl
* FFA
* Material
* Lamellenrichtung

4.4 Die Wirksamkeit von Rastern

Die Wirksamkeit eines Rasters hängt von folgenden Faktoren ab:

* Schachtverhältnis
* Linienanzahl (Anzahl der Lamellen /cm)
* Selektivität

4.4.1 Schachtverhältnis

Das Schachtverhältnis ergibt sich aus der Höhe der Lamellen und dem Abstand der Lamellen zueinander (s. Abb. 18).

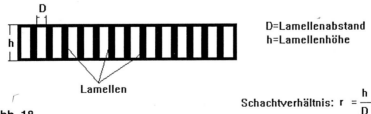

D=Lamellenabstand
h=Lamellenhöhe

Lamellen

Schachtverhältnis: $r = \dfrac{h}{D}$

Abb. 18

4.4.2 Selektivität

Die Selektivität (Σ) ist der Quotient aus :

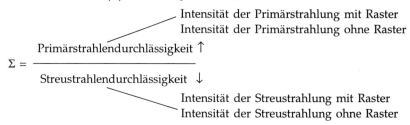

$$\Sigma = \frac{\text{Primärstrahlendurchlässigkeit} \uparrow}{\text{Streustrahlendurchlässigkeit} \downarrow}$$

Intensität der Primärstrahlung mit Raster
Intensität der Primärstrahlung ohne Raster

Intensität der Streustrahlung mit Raster
Intensität der Streustrahlung ohne Raster

4.5 Möglichkeiten zur Streustrahlenreduktion

Raster. Wie in Kapitel 3 erwähnt, lassen sich mit dem Einsatz von Rastern Streustrahlen zum großen Teil vermeiden. Was aber bedeutet ein Raster aus Sicht des Strahlenschutzes für den Patienten? Richtig, die Patientenbelastung steigt, da eine längere Belichtungszeit benötigt wird; denn es entsteht weniger Streustrahlung die zum Film gelangt. Der einzige Grund des Rastereinsatzes ist die Reduktion der Streustrahlung, um ein gut kontrastiertes Bild zu bekommen.

Komprimieren. Wird ein Patient z. B. bei einer LWS-Aufnahme um 3 cm komprimiert, so bedeutet die Kompression eine Dosisersparnis von ≈ 50 %!

Das heißt:
- die Patientenbelastung wird geringer
- die Streustrahlung im Patienten wird geringer
- die Belichtungszeit wird kürzer

Einblenden. Einblendung bedeutet nicht nur Strahlenschutz, sondern auch eine Verbesserung der Bildqualität. Der Leitfaden der Bundesärztekammer schreibt eine Einblendung vor!!!

Durch Einblendung wird die:
- Patientenbeastung geringer
- Streustrahlung im Patienten geringer
- Streustrahlung am Film geringer
- Belichtungszeit wird höher

4.6 Bedienungsfehler von Rastern

Befindet sich der Fokus außerhalb des Toleranzbereiches des (FFA), spricht man von Defokussierung. Als Folge der *Defokussierung* zeigt sich ein beidseitiger Dosisrandabfall.

Ist der Fokus seitlich verschoben, wird eine Dezentrierung festgestellt, als Folge ist ein einseitiger Dosisrandabfall zu verzeichnen.

Sowohl die Defokussierung als auch sie Dezentrierung stellen grobe Fehler dar und führen zur Verschlechterung der Bildqualität. Außerdem ziehen diese Fehler eine Erhöhung der Strahlenbelastung für den Patienten nach sich.

Für Streustrahlenraster sind Fokusabstände mit einem bestimmten Toleranzbereich vorgegeben:

Hartstrahlraster 12/40 oder 15/40	1,15 m 1,50 m	1,00–1,32 m 1,29–1,80 m
Universalraster 8/40	1,15 m 1,50 m	0,96–1,50 m 1,17–2,12 m **Dieses Raster darf nach der Röntgenverordung ab 1.1.94 nicht mehr verwendet werden!!!**
Rasterkassette	nicht fokussiert	**Achtung!** Kippung der Röhre beachten (s. Kap. 4.2)
Mammographieraster 4/27	–	–

4.7 Filter

Die an der Anode erzeugte Röntgenstrahlung ist ein von der Erzeugerspannung abhängiges Strahlengemisch. Dieses Strahlengemisch enthält neben kurzwelliger – einen Teil langwelliger Strahlung. Bei der Filterung gilt es, den niederenergetischen Strahlenanteil durch Einbringung eines Filters aus Cu oder Al abzuschwächen, da nur die niederenergetischen Anteile des

Strahlenspektrums von den obersten Gewebeschichten vollständig absorbiert werden.

Das Intensitätsmaximum des Energiespektrums wird mit Filter
in Richtung der kurzen Wellenlänge verschoben (s. Abb. 19).

Daraus resultiert:
- *Aufhärtung* der Strahlung
- *Homogenisierung* der Strahlung
- *Schwächung* der Strahlung

Vorschrift der Mindestfilterung gemäß der *Röntgenverordnung*: Bei
allen Röntgenaufnahmen muß die Gesamtfilterung 2,5 mm
ALGW* betragen.

Die Gesamtfilterung setzt sich aus der Eigenfilterung und der Zusatzfilterung zusammen.

Die Eigenfilterung beinhaltet:

- Glaskolben
- Öl (2,2 mm)
- Strahlenaustrittsfenster

Die Zusatzfilterung beinhaltet den Spiegel in der Tiefenblende =
0.3 mm

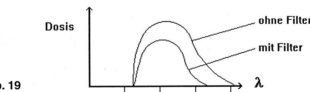

Abb. 19

---

* Gleichwert z. B.: ALGW = der Gleichwert gibt das Absorptionsverhalten
eines Stoffes im Vergleich zu Blei oder Al an.

4.8 Ausgleichsfilter

Ausgleichsfilter bestehen meist aus Al oder Plexiglas und werden zum Dickenausgleich unter die Tiefenblende geschoben. Die dünne Seite des Keils zeigt in Richtung des dickeren Knochenanteils, die dicke Seite demzufolge in Richtung des schwächeren Knochenanteils.

Ausgleichsfilter   mit Ausgleichsfilter   ohne Ausgleichsfilter

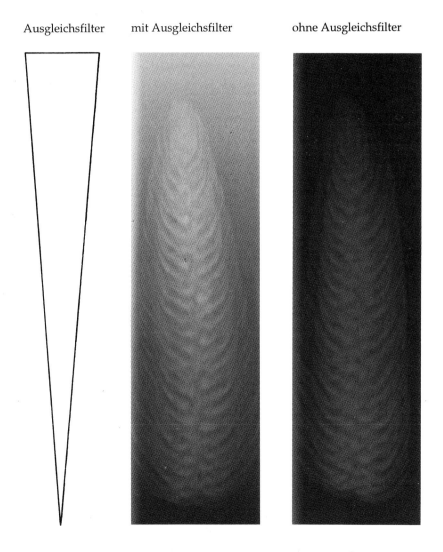

5   Geometrische Abbildungen

5.1   Abstandsquadratgesetz

Für das Abstandsquadratgesetz gelten die Gesetzmäßigkeiten der Zentralprojektion.

Der Fokus ist der Ausgangspunkt für die Abstandsmessung (s. Abb. 20).

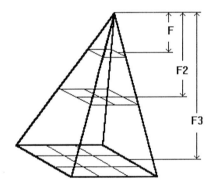

Abb. 20

Die Dosis nimmt mit dem Quadrat der Entfernung ab.

Beispiel:

Bei Veränderung des Abstandes von 1,0 m auf 2,0 m erhalten wir nur noch 1/4 der Dosis, bei Veränderung des Abstandes auf 3,0 m nur noch 1/9 der Dosis usw.

Bild Nr. 1

Bild Nr. 2

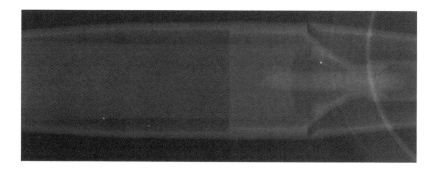

Ableitend aus der Aufnahme Nr. 1 kann die Auswirkung der Nichteinhaltung des Abstandsquadratgesetzes erkannt werden, die in Bild Nr. 2 korrigiert wurde.

Vergleichen Sie die Aufnahmedaten!

5.2 Geometrische Unschärfe

Fokusabhängig

Die geometrische Unschärfe resultiert aufgrund der nicht punktförmigen, sondern flächenhaften Ausdehnung des Fokus. Die Unschärfe nimmt mit der Größe des Fokus zu und verringert sich mit der Vergrößerung des FFA (Fokus-Film-Abstand).

Fazit: je kleiner der Fokus, desto schärfer das Bild.

Abhängig vom O F A (Objekt-Film-Abstand)

Mit zunehmender Entfernung des Objektes vom Film, wird das Objekt vergrößert und somit unschärfer dargestellt.

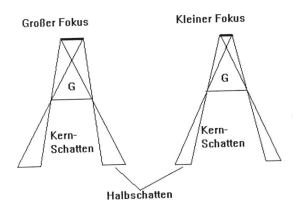

Abb. 21

Ein Beispiel für die Veränderung des OFA:

Bild Nr. 1

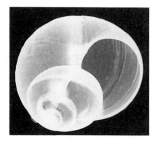

Objekt liegt der Filmkassette direkt auf

Bild Nr. 2

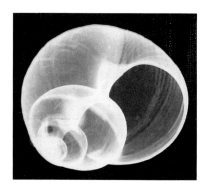

Objekt liegt 15 cm über dem Film. Hier ist die Vergrößerung durch den veränderten OFA gut zu erkennen.

5.3   Bewegungsunschärfe

Die *unwillkürliche Bewegungsunschärfe* (Eigenbewegung der Organe) wird z. B.: durch die Herzbewegung oder die Peristaltik hervorgerufen und läßt sich am wirksamsten durch eine kurze Belichtungszeit reduzieren. Zusätzlich sollte für eine bequeme Lagerung gesorgt werden, ggf. den Patienten fixieren.

Der Darm wird meist durch sedierende Medikamente „ruhiggestellt".

Der *vermeidbaren Bewegungsunschärfe* kann man begegnen, indem man:

- Betten arretiert
- die Mobilette feststellt
- den Patienten zur Kooperation auffordern (stillstehen, nicht schlucken)

5.4   Materialbedingte Unschärfe

Die Distanz zwischen Folie und Film (Foliendicke) ist ausschlaggebend für die Größe des Schwärzungsbereiches und natürlich auch ein Maß für die Unschärfe.

Cross-over-Effekt

Gelangt Fluoreszenzlicht auf die von der Folie abgewandten Emulsionsschicht, so wird der Film auf der Rückseite geschwärzt. Dieser Effekt tritt überwiegend bei dicken Folien auf (durch mehr Streulicht bedingt) (s. Abb. 22).

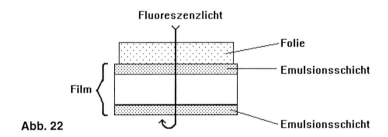

Abb. 22

6 Filmaufbau

Röntgenfilme werden einseitig oder doppelseitig beschichtet eingesetzt. Einseitig beschichtete Filme (folienlose Filme) finden ihre Anwendung bei Zahnaufnahmen oder Mammographien, da es dort besonders auf die Zeichenschärfe ankommt.

Doppelseitig beschichtete Filme, also Folienfilme entsprechen normalen Röntgenfilmen (s. Abb. 23, S. 36).

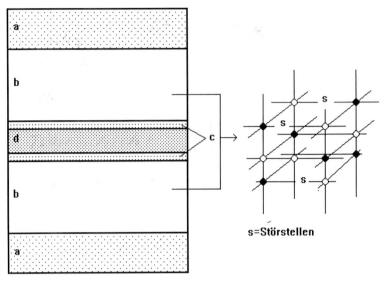

Abb. 23. Filmaufbau. *a* **Schutzschicht**: Besteht aus gehärteter Gelantine und bewahrt den Film vor mechanischer Beschädigung. Schichtdicke ca. 2 µm. *b* **Emulsionsschicht**: Diese strahlenempfindliche Schicht enthält die Silberbromidkristalle (AgBr), die statistisch gleichmäßig verteilt sind. Die Kristalle sind gitterförmig angeordnet. Diverse Edelmetalle und Schwefelverbindungen lagern sich an Ag-Kristallen und unterbrechen die Kristallstruktur, dadurch enstehen sogenannte Störstellen (s. Filmentwicklung). Schichtdicke ca. 4–10 µm. *c* **Haftschicht**: Verbindet die Emulsionsschicht mit der Trägerschicht und ist ca. 1 µm dick. *d* **Trägerschicht**: Soll ebenfalls strahlendurchlässig sein. Ist die Trägerschicht durchsichtig, handelt es sich um Klarsichtfilme. Von Bluebasefilmen wird gesprochen, wenn die Trägerschicht mit blauem Farbzusatz versehen worden ist

7 Verstärkerfolie

Aufnahmetechnische Auswirkung der Anwendung von Folien

Der Gebrauch von Verstärkerfolien führt zu einer Reduzierung der Dosis, weil das Röntgenbild zu 95 % aus Folienlicht und nur zu 5 % aus Röntgenstrahlung entsteht.

Dieser Effekt wird durch die Lumineszenz des Folienmaterials hervorgerufen.

Lumineszenz bedeutet Lichtemission während der Bestrahlung von fluoreszierenden Stoffen, d. h. das der Film überwiegend durch die in der Folie enthaltenen Folienkörner belichtet wird.

Zu den fluoreszierenden Stoffen gehören z. B. Calciumwolframat ($CaWO_4$) und seltene Erden (SE). $CaWO_4$ emmittiert blaues Licht im Gegensatz zu SE-Folien, die grün leuchten. Die früher eingesetzten $CaWO_4$-Folien sollten aus Strahlenschutzgründen keine Verwendung mehr finden und zugunsten der SE-Folien ausgetauscht werden, da dieser Folientyp eine weitere Dosisersparnis von ca. 50 % bedeutet und schärfere Bilder liefert.

Die Typisierung der Verstärkerfolien wird durch den Verstärkungsfaktor und der damit verbundenen Unschärfe bestimmt.

In der Abb. 24, S. 38 wird der Aufbau der Verstärkerfolie verdeutlicht.

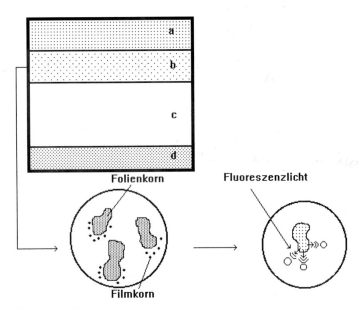

Abb. 24. Verstärkerfolie *a* **Schutzschicht**: Schützt vor mechanischer Beschädigung. *b* **Leuchtschicht**: (CaWo4 oder SE) 100–500 µm. *c* **Reflexionsschicht**: Besteht aus Titandioxyd. Bei hochverstärkenden Folien wird der Film durch diese Schicht noch einmal belichtet, dadurch entsteht eine größere Unschärfe. *d* **Trägerschicht**: Besteht aus einer Plastikunterlage

Beispiel zum Folienverstärkungsfaktor

Mit steigendem Folienverstärkungsfaktor ist eine Vergrößerung der Unschärfe zu verzeichnen.

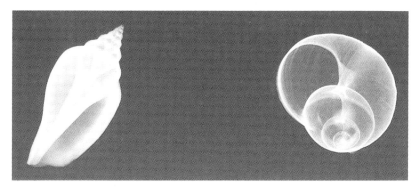

40 kV; 1,8 mAs   100 Folie

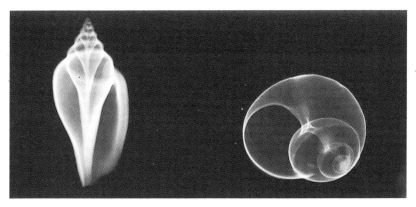

40 kV; 1,8 mAs   400 Folie

Aufnahmetechnisch wäre eine Verringerung der Dosis angezeigt. Am Beispiel ist die Auswirkung gut zu erkennen, wenn dieses nicht geschieht.

8   Filmentwicklung

Die Filmentwicklung macht das latente Bild sichtbar.

Das Röntgenbild entsteht in zwei Phasen, der *primären Elektronenphase* und der *sekundären Zwischengitter-Ionen-Phase*.

8.1   Primäre Elektronenphase

Durch Wechselwirkung der Photonen wird das in der Gelantine vorhandene Bromion atomisiert, d. h. das Elektron wird abgespalten, Elektronenphase.

Diese Elektronen wandern zu den Störstellen (s. Kap. 6 Filmaufbau), die auch als Reifekeime bezeichnet werden.

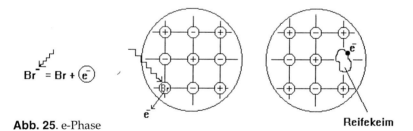

$$Br^- = Br + e^-$$

Abb. 25. e-Phase

Reifekeim

8.2   Sekundäre Zwischengitter-Ionenphase

An diesem Elektronenansammlungsbereich entsteht nun der Entwicklungskeim, dort setzt der Entwickler an. Durch Elektronenüberschuß des Entwicklers werden die positiven Silberionen neutralisiert (chem. Reduktion).

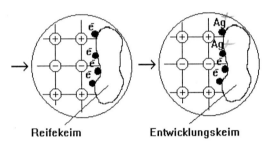

Reifekeim   Entwicklungskeim

Abb. 26. Ionenphase

Die negativen Elektronen ziehen die positiven Silberionen an und entladen sie. Durch die Anlagerung des Silbers an die Reifekeime entstehen die Entwicklungskeime. Die Entwicklungskeime unterbrechen die Gitterstruktur.

8.3   Zusammensetzung des Entwicklers

- *Reduktionsmittel* → Hydrochinon
- *Alkali* (zur Beschleunigung des chem. Vorgangs) bindet das freigewordene Brom → Quellung der Gelantine
- *Konservierungsstoff* → Natriumthiosulfid, bietet Schutz vor Oxidation durch Luft oder Sauerstoff
- *Anti-Schleiermittel*

Der ph-Wert des Enwicklers liegt im alkalischen Bereich zwischen 10,0–11,6 pH. Damit das Bild „haltbar" wird, muß es noch fixiert werden.

8.4   Filmaufbewahrung

Um Qualitätsverluste zu vermeiden, sollten Röntgenfilme wie folgt gelagert werden:

- kühl und trocken heißt: Temperatur bei 10–30 °C;
- stehend lagern;
- Luftfeuchtigkeit um 50 %, sonst elektrostatische Aufladung möglich;
- strahlensicher aufbewahren !

Allgemeine Hinweise:

Achtung! Fehler bei der Filmentwicklung
- Nachbelichten des Filmes in der Dunkelkammer
- Dichroitischer Schleier (gelbgrün)
- Verunreinigung der verschiedenen Bäder
- Unzureichende Regenerierung
- Zu schnelle Filmeingabe → Filmstau

9 Die Fixierung

Durch den Fixiervorgang wird das Röntgenbild haltbar und licht-
unempfindlich.

Bei der Fixierung werden die nichtentwickelten Silberhalogenid-
salze z. B. mittels Natriumthiosulfat bzw. Ammoniumthiosulfat
aus der Emulsionsschicht entfernt.

Fixiervorgang

1. Phase: Fixierbadlösung diffundiert in die Emulsionsschicht
2. Phase: Das nicht belichtete AgBr wird in eine lösliche Form
überführt
3. Phase: Der Silberthiosulfatkomplex wird aus der photographi-
schen Schicht herausdiffundiert.

Allgemein gilt, das die Temperatur des Fixierbades der Entwick-
lertemperatur angepaßt werden muß.

Achtung: Filme, die nicht ausreichend fixiert sind, sehen gelb-
lich-braun aus.

Klärzeit: Klärzeit ist die Zeit, bis der gelbgrüne Schleier ver-
schwindet → 95% des nichtbelichteten AgBr sind ausgewa-
schen.
Fixierzeit ist die doppelte Klärzeit.

Filmfehler bei der Aufnahme

- Fehlbelichtung
- falsche Belichtungskammer
- Defokussierung
- Dezentrierung
- nicht bewegtes Raster
- Unschärfe durch mangelnde Film-Folienkombination
- Doppelbelichtung
- KM-verschmutzte Bocollo-Schwämme Verbände, Pflaster etc.

10 Schwärzungskurve – Gradationskurve

Die Schwärzungskurve (s. Abb. 27) – resp. Gradationskurve – gibt die Beziehung zwischen der Strahlung und der dadurch erhaltenen Schwärzung des Röntgenfilmes logarithmisch wieder.

$$\text{Schwärzung} = \frac{\text{Verhältnis der Dosis}}{\text{Verhältnis zur Schwärzung des Films}}$$

oder

$$\text{Schwärzung (S)} = \lg \frac{\text{einfallende Lichtintensität}}{\text{durchgelassene Lichtintensität}} \; ; S = \frac{I_0}{I_1}$$

Schwärzung	durchgelassenes Licht	absorbiertes Licht
0	1	0
1	1/10	9/10
2	1/100	99/100
3	1/1000	999/1000

Beispiel zur Berechnung der optischen Dichte:

Wie groß ist die optische Dichte eines Röntgenfilms, wenn die Beleuchtungsstärke ohne den Film 20 Lux und hinter dem Film nur 1,2 Lux beträgt ?

Lösung: $\lg \dfrac{I_0}{I_1} : \lg \dfrac{20}{1,2} = \mathbf{1,22}$

Gradationskurve

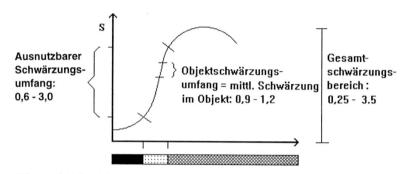

Ausnutzbarer Schwärzungsumfang: 0,6 - 3,0

} Objektschwärzungsumfang = mittl. Schwärzung im Objekt: 0,9 - 1,2

Gesamtschwärzungsbereich: 0,25 - 3.5

■ Unterbelichtung

▨ Belichtungsbereich

▨ Bereich der Überbelichtung

Abb. 27

Gradationskurve

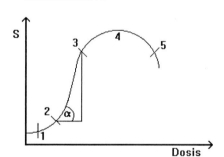

Abb. 28

Dosis

zu 1 : Grundschleier (*Bruttoschleier*)

Schwärzung bei „0"-Dosis, ursächlich für die Schwärzung ist die Entwicklungsfähigkeit der Silberkörner, ohne daß diese vorher belichtet worden sind.

Die optische Dichte des Grundschleiers soll 0,25 nicht überschreiten.

zu 2 : Durchhang *(Bereich der Unterbelichtung)*

zu 3 : Der *gerade Anteil* der Kurve wird für jede Röntgenaufnahme ausgenutzt.

Anstiegswinkel $\alpha = 68°-76°$

$$\tan \alpha = \frac{GK}{AK} \to 2{,}5 \cong \text{dem } \gamma\text{-}Wert = \text{\textit{Kontrastfaktor}}$$
$$\text{bzw. \textit{Gradationsgrad}}$$

Je steiler die Steigung, desto größer die Schwärzungsunterschiede → großer Kontrast, jedoch kleiner Belichtungsspielraum.

zu 4 : Bereich der Schulter, stellt den Bereich der Überbelichtung dar, d. h Dosiserhöhung aber kein Schwärzungsunterschied.

zu 5 : Bereich der Solarisation, in diesem Bereich werden Dosis-differenzen wieder in Schwärzungsdifferenzen umgewandelt. Je höher die Dosis, desto geringer die Schwärzung.

11 Durchleuchtung

Die Durchleuchtung mit einer Bildverstärkerröhre (früher mit Durchleuchtungsschirmen) und entsprechenden Zusatzgeräten ermöglicht die Untersuchung von dynamischen Vorgängen mit vertretbarer Strahlendosis.

Ohne die Möglichkeit der Bildbetrachtung am Monitor einer Bildverstärkerröhre wären viele Katheterverfahren undurchfürbar, wie z. B.: das Vorschieben und die Lage des Katheters zu kontrollieren; Betrachtung der Organfunktionen- und bewegungen; Kontrolle des KM-Transport zu Hohlräumen und Gefäßen; Angiographien usw. werden erst durch den Bildverstärker möglich.

Nachteile des Durchleuchtungsschirmes

- Unschärfe durch große Fluoreszenzkristalle zur Erreichung einer hohen Leuchtdichte
- Keine ausreichende Leuchtdichte, d. h. der Betrachter muß eine lange Adaptionszeit einplanen (ca. 20 min.)
- geringer Informationsgehalt
- hohe Strahlenbelastung

Vorteile des Bildverstärkers

- Reduktion der Strahlenbelastung (ca. 25 %)
- Dunkeladaptionszeit entfällt
- höherer Informationsgehalt
- Reproduzierbarkeit der Bilder auf Monitorübertragung

11.1   Aufbau des Bildverstärkers

Die Bildverstärkerröhre besteht ebenso wie die Röntgenröhre aus einer Vakuumröhre.

Die früher üblichen Durchleuchtungsschirme, deren Informationsausbeute sehr gering war, sind durch Bildverstärker ersetzt worden.

Zunächst wird die Photonenstrahlung in der Alukalotte aufgehärtet.

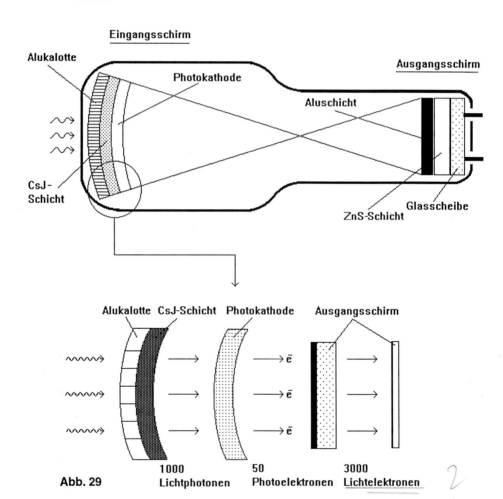

Abb. 29

Das in der Cs-J-Schicht durch Wechselwirkung der Photonen erzeugte Fluoreszenzlicht löst in der Photokathode die Freisetzung von Elektronen aus. Diese Elektronen werden mit 25 kV Spannung zum Ausgangsschirm bewegt.

Es entsteht ein umgekehrtes und verkleinertes Bild.

Das Fluoreszenzbild des Ausgangsschirmes wird durch die Bildverkleinerung und der damit verbundenen Flächenverdichtung heller dargestellt.

12 Kontrastmittel (KM)

Kontrastmittel dienen der Darstellung von Hohlräumen bzw. von lumenhaltigen Bereichen z. B.: Niere, Galle, Pankreas, Magen-Darm-Trakt, Phlebographie usw. Es erfolgt eine Unterteilung in positive und negative KM. Der Unterschied zwischen positiven und negativen KM besteht in der unterschiedlichen Strahlenabsorption.

Positive KM erfahren eine stärkere Strahlenabsorption als durch körpereigene Gewebe; hingegen ist bei negativen KM eine schwächere Strahlenabsorption zu verzeichnen. Zu den positiven KM gehören z. B.: Barium oder Jod.

Positive KM

Positive KM werden unterteilt in:

Wasserlösliche KM

nephrotrope KM	hepatotrope KM
(werden über die Nieren ausgeschieden)	(werden über die Galle ausgeschieden)
→ Tribenzoesäure	

Wasserunlösliche KM
Zu diesen KM gehört z. B. Barium. Vor der Applikation ist die klinische Fragestellung sorgfältig zu beachten. Bei Perforationsverdacht darf Barium nicht verabreicht werden → Peritonitis.

Ölhaltige KM
Diese KM kommen bei der Lymphographie zum Einsatz.

Weiterhin werden KM auch nach ihren chemischen und physikalischen Eigenschaften unterschieden:

1. *Jodgehalt (mg/ml)*: Die Konzentration bestimmt die Röntgenabsorptionsstrahlung.

2. *Viskosität*: Hier ist die Zähigkeit von Flüssigkeiten gemeint, die mit zunehmender Temperatur abnimmt, z. B.: zähflüssiges KM zur Darstellung der Lymphgefäße.

3. *Osmolalität*: Fähigkeit der KM Ionen und Wasser aufzunehmen oder abzugeben. Danach werden die KM wieder unterteilt in ionische und nichtionische KM.

Nichtionische KM – mit hydrophiler Seitenkette
Hypoosmolare Lösungen zeichnen sich durch weniger Ionen aus und damit durch eine bessere Verträglichkeit. Außerdem regen sie den Harndrang an, d. h. das KM wird schneller ausgeschieden.

Ionische KM mit hydrophober Seitenkette
hyperosmolare Lösungen enthalten viele Ionen die dem Körper viel Wasser entziehen und somit unverträglicher sind. Als Folge davon resultiert ein Blutdruckabfall, evtl. ein Schock.

Die Verträglichkeit der KM hängt also wesentlich von der Molekülgröße und der Osmolalität ab.

Untersuchungsintervall für KM:

Nephrotrope KM	→ 4 Wochen
Hepatotrope KM	→ 8 Wochen
Orale KM	→ 3 Monate
Lymphographie	→ einmal im Jahr

Negative KM

Die Anwendung negativer KM erfolgt meist in Verbindung mit positiven KM wie z. B. im Doppelkontrastverfahren bei einem Kontrasteinlauf des Darmes.

Zu den negativen KM zählen z. B. CO_2 oder Stickstoffoxidol.

13 Tomographie

Die Tomographie bietet die Möglichkeit, eine bestimmte Ebene des Körpers überlagerungsfrei scharf darzustellen.

Dabei sind Röntgenröhre und Film derart angeordnet, das sie gegenläufig arbeiten, dadurch erfolgt eine Verwischung der darüber und darunter liegenden Schichten. Somit können Details sichtbar besser dargestellt werden.

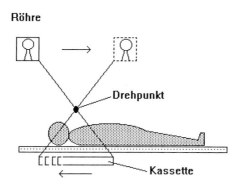

Abb. 30

Je nach Anforderung an die Detailerkennbarkeit bieten sich verschiedene Verwischungsformen, z. B. elliptisch, hypozykloidal, spiralförmig und linear.

Punkte bzw. Bereiche, die nicht in der Ebene liegen, verwischen und werden unscharf.

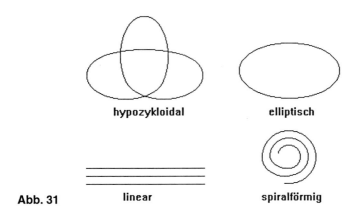

<table>
<tr><td>hypozykloidal</td><td>elliptisch</td></tr>
</table>

hypozykloidal   elliptisch

Abb. 31   linear   spiralförmig

Merke: Je größer der Winkel, desto dünner die Schicht oder je kleiner der Winkel, umso dicker die Schicht!

Beispiel für die Anwendung:

Für die Schichtung des OSG wird eine starke Verwischungsform wegen stark absorbierender Knochenbereiche gewählt, z. B. hypozykloidal 36°–45°, 5 s.

Schichtung der Niere oder Galle (Zonographie) 4°–8° lineare Verwischung, 0,5 bis 1 s.

Nach der Wahl der Verwischungsform wird eine Übersichtsaufnahme angefertigt, danach erfolgen die Schichtaufnahmen in einem definierten Schichtabstand.

14 Qualitätskontrolle

In der Röntgenverordnung § 26 wird die Qualitätskontrolle gefordert.

Als Ziele dieser Forderung sind anzusehen:

- Verringerung der Strahlenbelastung
- verbesserte Bildqualität
- Kostenreduzierung (keine Wiederholungsaufnahmen)
- Früherkennung von Fehler

Eine sinnvolle Voraussetzung der Qualitätskontrolle ist die Analyse der Fehlaufnahmen, wobei unter Fehlaufnahmen alle nicht zu beurteilenden Röntgenbilder zählen.

14.1 Qualitätskontrolle der technischen Faktoren

Röntgeneinrichtung
- Standardgerät
- Bildverstärker
- Mammographie-Gerät
- Dental
- CT

Kassette
- Verstärkerfolie
- Filmverarbeitung
- Dunkelraum
- Schaukasten
- Film

14.2   Prüfungsarten

1. Abnahmeprüfung: Bei dieser Prüfung wird durch den Hersteller entweder bei der Neuinstallation oder nach wesentlichen Veränderungen an der Anlage ein hinreichend guter Zustand des Röntgengerätes festgestellt, sowie eine Dokumentation der Ausgangswerte angelegt. Diese Werte sind auch die Basiswerte für eine Konstanzprüfung.

2. Konstanzprüfung: Diese Prüfung muß der Betreiber in regelmäßigen Abständen (1 × mtl. oder nach DIN 6868 Teil 4 – nach Genehmigung 1/4 jährlich) durchführen lassen.

3. Teilabnahmeprüfung: Ist erforderlich, wenn z. B. die BLA erneuert worden ist.

4. Zustandsprüfung: Kommt zum Tragen, wenn die Konstanzprüfung fehlerhaft ausgefallen ist.

14.3   Durchführung der Qualitätskontrolle der Filmverarbeitung

1. Abnahmeprüfung

2. Ermittlung der Basiswerte durch die erste Konstanzprüfung im Rahmen der Abnahmeprüfung

Vorbedingungen:
• Optimale Einstellung der Entwicklungsmaschine;
• Reservierte Filmpackung für die Qualitätskontrolle;
• Neue Filmpackung → neue Basiswerte;

Erforderliche Hilfsmittel:
• *Sensitometer:* Gerät zur Aufbelichtung verschiedener Lichtmengen mittels Stufenkeil. (Enthält 21 Schwärzungsstufen ; S-Kurve)
• *Densitometer:* Gerät zur Messung der optischen Dichte (Mißt die verschiedenen Grauabstufungen des Keils) und gibt das Maß für die Schwärzung des Films an.

Durchführung: Ein Filmblatt wird mit dem Sensitometer (Format 18/24 belichtet und unmittelbar danach entwickelt. Dieses sollte zügig geschehen, da das Rotlicht stören kann.
Film mittig einschieben (Chemie)
Beschriften (Datum, Filmtyp)

Qualitätskontrolle: Für die Qualitätskontrolle sind drei Meßdaten erforderlich:
- Empfindlichkeitsindex
- Kontrastindex
- Schleier

Diese densitometrisch ermittelten Werte werden in ein Datenblatt eingetragen. (s. Anhang)

Zum Empfindlichkeitsindex: Auf dem Film muß eine Keilstufe gesucht werden, die der optischen Dichte 1,0 über dem Schleier am nächsten kommt.

Vom ermittelten Empfindlichkeitsindex geht man 4 Stufen höher und subtrahiert davon den Empfindlichkeitsindex. Die Dichtedifferenz ergibt den Kontrastindex.

Zum Schleier: Der Dichtewert für Schleier und Unterlage wird an einer nichtbelichteten Stelle des Films gemessen und in das Datenblatt eingetragen.

Merke: Empfindlichkeitsindex und *Kontrastindex* befinden sich auf dem geraden Teil der Schwärzungskurve!

Häufigkeit der Durchführung: Die Durchführung sollte täglich sein und eine Stunde nach Arbeitsbeginn erfolgen.
Mindestens jedoch 1 × wöchentlich.
(lt. Röntgenverordnung)

Zielwerte: Bei Beeinflussung der Qualitätskontrolle müssen mindestens 3 Messungen aus einer Zeitspanne von einer Woche gemittelt werden und als Ausgangszustand in das Datenblatt eingetragen werden.

Toleranzbereich: Die Abweichung der Werte für die Empfindlichkeit und den Kontrast sollen im Toleranzbereich D = ± 0,2 liegen.

Achtung: Bei Anschluß einer Filmpackung, d. h. bei Übergang von einer Emulsionsnummer zur anderen müssen drei überlappende Messungen durchgeführt werden.

Einflußfaktoren der Filmverarbeitung:
- Entwicklungstemperatur (Temp. = hoher Grundschleier)
- Durchlaufzeit
- Verarbeitungschemie
- Regenerierraten
- Maschinentyp (Tankvolumen, Umwälzung, Alter)
- Pflege, Reinigung

14.4   Densitometrische Auswertung des Stufenkeils

Zuerst wird der Grundschleier außerhalb des aufbelichteten Stufenkeils an einer beliebigen Stelle gemessen und im Datenblatt notiert. In unserem Beispiel hat die Messung 0,21 ergeben.

Grundschleier: 0,21

Nun werden alle 21 Stufen mit dem Densitometer ausgemessen:

Stufe:		
	1	– 0,24
	2	– 0,26
	3	– 0,30
	4	– 0,39
	5	– 0,59
	6	– 0,84
→	7	– *1,25*
	8	– 1,62
	9	– 2,06
	10	– 2,38
→	11	– *2,70*

Stufe: 12 – 2,88
           13 – 2,98
           14 – 3,08
           15 – 3,18
           16 – 3,28
           17 – 3,29
           18 – 3,34
           19 – 3,37
           20 – 3,39
           21 – 3,39

Empfindlichkeitsindex: Dieser Index setzt sich zusammen aus dem Grundschleier (hier 0,21) + 1,0 → **1,21**. Nun wird in dem ausgemessenen Stufenkeil nachgesehen, welcher Wert dem Wert 1,21 am nächsten kommt, in diesem Fall die Stufe 7 = **1,25** Empfindlichkeitsindex = **1,25**.

Kontrastindex: Dieser Index wird ermittelt, indem man vom Empfindlichkeitsindex (Stufe 7) 4 Stufen höher geht, also zu Stufe 11 = 2,70. Nun wird der Empfindlichkeitsindex vom Kontrastindex subtrahiert. Die Dichtedifferenz ergibt den Kontrastindex.

Kontrastindex	2,70
– Empfindlichkeitsindex	1,25
Kontrastindex	*1,45*

Achtung: Der Empfindlichkeitsindex darf nie unter 0,9 liegen.

14.5   Konstanzprüfung der Fimverarbeitung

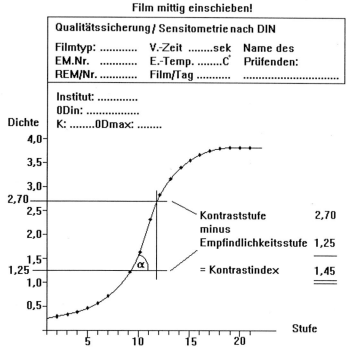

Abb. 32

Für die Überprüfung der Konstanz ist es ausreichend, nur zwei Stufen zu kontrollieren.

Solange Kontrastindex und Empfindlichkeitsindex innerhalb der Toleranzen liegen, ist gute Bildqualität garantiert.

Dieser Test muß wöchentlich an den Entwicklungsmaschinen durchgeführt werden!

14.6 Durchführung der Kostanzprüfung (Röntgengerät)

Die Gründe für die Durchführung der Konstanzprüfung sind in der Erhaltung der Bildqualität zu sehen als auch in der Feststellung von Veränderungen resp. Fehlern.

Voraussetzung:
1. Abnahmeprüfung durch den Hersteller.
2. Ermittlung der Basiswerte durch die erste Konstanzprüfung im Rahmen der Abnahmeprüfung.

Die Ausgangswerte sind so ausführlich zu dokumentieren, daß eine dritte Person vollständige Information darüber erhält, wie die Konstanzprüfung an diesem Gerät durchzuführen ist.

Die Konstanzprüfung ist einmal monatlich vorgeschrieben, abweichend hiervon ist eine vierteljährige Genehmigung durch die zuständige ärztliche Stelle erreichbar.

Um den Zeitaufwand zu verringern, sollte vorab die Qualitätssicherung der Filmverarbeitung abgeschlossen sein, damit von vornherein Überschreitungen der zulässigen Toleranzen ausgeschlossen werden.

Erforderliche Hilfsmittel:
- Patientenäquivalent/Strukturplatte (prüft *dosisabhängige* Kenngrößen und *geometrische* Parameter)
- Dosimeter
- Densitometer
- Prüfkassette

Prüfkomponente des Prüfkörpers ↔ Prüfkriterien

Meßfeld   → Opt. Dichte/Filmverarbeitung
Dosimeter   → Dosis (Dosisrelativwert)/Abschaltautomatik
Stufenkeil   → Kontrast/Spannung (kV)
Metallwinkel   → Nutzstrahlung, Lichtvisier, Übereinstimmung

Durchführung:

1. Dosimeter ggf. laden, stets dasselbe Dosimeter wie bei der Festlegung des Ausgangszustandes benutzen.

Meßwert soll zwischen 40 % und 60 % der max. Anzeige liegen.

2. Prüfkörper auf Buckytisch legen bzw. am Stativ befestigen.

Prüfkörper und Röhre zueinander zentrieren und auf Feldmarkierung einblenden. (zulässige Abweichung gegenüber des Ausgangszustandes max. 10 mm).

Stets dieselbe Positionierung beachten.

3. Kassette in die Rasterlade legen. Stets dieselbe Kassette mit derselben Folienklasse und dem selben Filmtyp verwenden.

Orientierungsmerkmale beachten. (Kammersymbole, ect.) Seitenrichtigkeit beachten.

4. Auf dieselbe Einstellung an der Röntgeneinrichtung achten (z. B. gleiche kV-Werte usw.).

5. Vier Aufnahmen anfertigen:

a) 70 kV mit BLA
b) 100 kV mit BLA
c) 70 kV ohne BLA (Dichte soll zwischen 1 und 2 liegen)
d) 100 kV ohne BLA

Wenn die Röntgenröhre im Patientenbetrieb nicht mit allen Einstellungen a–d benutzt wird, ist die Prüfung nur für die benutzten Einstellungen erforderlich.

14.7   Auswertung der Aufnahmen des Prüfkörpers

Jede Aufnahme wird nach 4 Kenngrößen ausgewertet und das Ergebnis mit den Werten des Ausgangswertes als Ausgangszustand verglichen.

Dichte: Toleranzbereich vom Ausgangswert: ± 0,2 bei BLA
±0,3 ohne BLA

Dosis: Toleranzbereich vom Ausgangswert: ± 25 % bei 100 kV
± 30 % bei 70 kV

Bei freier Einstellung immer ± 30 %

Kontrast: Erkennbare Abweichung = Veränderung des kV-Wertes

Nutzstrahlenfeld:
- Lineare Abmessung ± 2 % des FFA
- Lage (Mittelmarkierung) 1 % des FFA

Zu den Kapiteln der Qualitätssicherung wird an dieser Stelle auch auf das im Anhang befindliche **Prüfprotokoll** verwiesen.

15 Dosimetrie

Die Nachweisverfahren und Meßmethoden basieren auf den ionisierenden Eigenschaften der Strahlen. Entweder mißt man die entstandene Ladung pro kg Material *Ionendosis* oder durch den Energiebetrag, den die Strahlung in einem kg Material durch Ionisation und Anregung zuführt → *Energiedosis* .

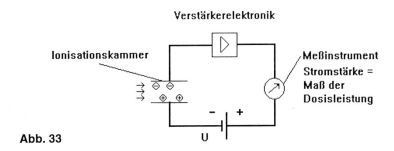

Abb. 33

15.1 Ionendosis

In Gasen können Moleküle durch energiereiche Strahlung ionisiert werden.

Durch ein elektrisches Feld werden die Ionen nach ihrer Ladung in der Ionisationskammer getrennt. Die Dosisleistungsmessung erfolgt entweder durch Ionisationsstrom oder als kumulierte Ladung durch einen Kondensator.

Die Ionendosis (*Energiedosis in Luft*) ist ein Maß für die Anzahl der erzeugten Ionenpaare. Die Umrechnung der Ionendosis in Energiedosis hängt vom Energieabsorbtionskoeffizienten des betreffenden Materials ab (Gewebe).

Dieser Koeffizient variiert mit der Strahlenenergie.

$$\text{Ionendosis: } J = \frac{dQ}{dm_L} = \frac{dQ}{\rho \cdot dV}$$

Anzahl der unmittelbar gebildeten Ionen „dQ" pro Masseneinheit Luft „dmL". Gesetzliche Einheit für die Ionendosis ist das Coulomb pro Kilogramm (C/kg). Früher war die Einheit das Röntgen (R).

Für Umrechnungen gilt: $1R = 2{,}58 \cdot 10^{-4} \frac{C}{kg}$

15.2 Ionendosisleistung

$$j = \frac{dJ}{dt}$$

Die gesetzliche Einheit der Ionendosisleistung ist das „Ampère pro Kilogramm" (A/kg) bzw. Coulomb/kg.

$$1 \frac{R}{s} = 2{,}58 \cdot 10^{-4} \frac{A}{kg}$$

vor 1986 war das Maß „Röntgen pro Sekunde" [R/s] gültig.

15.3 Energiedosis

Tritt Materie in Wechselwirkung mit energiereicher Strahlung, so wird ein Teil der Energie absorbiert. Das Ausmaß der Strahlenwirkung hängt maßgeblich von der absorbierten Energie ab. Die Übertragung der Energie auf die Materie erfolgt durch Anregungs- und Ionisationsvorgänge. Somit gibt die Energiedosis Auskunft über die Dichte der in einem Material absorbierten Strahlenenergie.

$$D = \frac{dW_D}{dm} = \frac{DW_D}{\rho \cdot dV}$$

$$\text{Energiedosis } [D] = \frac{\text{übertragene Strahlenenergie}}{\text{durchstrahlte Masse in kg}} = [Gy]$$

Der Begriff „auf Materie übertragene Energie" ist identisch mit dem häufig gebrauchten Begriff „integrale Energiedosis".

Gesetzliche Einheit der Energiedosis ist das „Joule" (Newtonmeter) pro kg (J/kg).

Es gilt:

$$1Gy = \frac{1J}{1kg}$$

Für die Umrechnung gilt: 1Gy = 100 rd; 1 rad = 0,01 Gy

15.4 Energiedosisleistung

$$\dot{D} = \frac{dD}{dt}$$

Die gesetzliche Einheit der Energiedosisleistung sind Gray pro Sekunde, Gray pro Minute oder Gray pro Stunde.

$$\dot{D} = \frac{1J}{1kg\ s} = \frac{Gy}{s} = \frac{1W}{1kg}$$

vor 1986 war $\dot{D}$ = rd/s = rd/min gültig.

15.5   Äquivalentdosis

Für Zwecke des Strahlenschutzes und zur Berechnung der erhaltenen Dosis ist ein Bewertungsfaktor q für verschiedene Strahlenarten eingeführt worden. Der Bewertungsfaktor gibt an, um welchen Faktor die Wirksamkeit einer Strahlenart anders zu bewerten ist als die von Röntgenstrahlung innerhalb eines bestimmten Energiebereiches z. B.:

q = für Röntgenstrahlen Faktor = 1
q = für Neutronenstrahlung, je nach Energie Faktor= 5–10
q = für α-Strahlung, je nach Energie Faktor = 10–20

Äquivalentdosis = Energiedosis × Bewertungsfaktor q = Sv (Sievert)

Alte Einheit: rem
Für Umrechnungen gilt: 1 rem = 0,01 Sv

15.6   Flächendosisprodukt

Mit dem Flächendosisprodukt wird die Patientendosis ermittelt. Der Diamentor ist ein Gerät zur Ermittlung des Flächendosisproduktes. Das Flächendosisprodukt gibt Auskunft über die *Röhrenspannung, Stromstärke, Filterung, Feldgröße* und *Untersuchungszeit.*

Das Flächendosisprodukt ist unabhängig vom Fokusabstand der Meßkammer.

Flächendosisprodukt (G) :   G = Ionendosis × Feldgröße
SI-Einheit = cm × kg
Spezielle Einheit = Rcm^2
$1 Rm^2 = 2,58 \times 10^{-8} \; cm^2 \times kg^{-1}$

16 Allgemeine Hinweise zum Strahlenschutz

Der im Strahlenschutz arbeitenden Personen wird die Anwendung ionisierender Strahlen durch Verordnungen, Gesetzen, Richt- und Leitlinien bestimmt.

Obwohl die Röntgenverordnung (RöV) fordert, daß die Strahlenbelastung des Patienten so gering wie möglich gehalten werden soll, ist es dennoch erforderlich, immer wieder darauf hinzuweisen.

Wie die Praxis zeigt, stellt sich sehr schnell ein Routinebewußtsein ein, so daß die Grenzen des Strahlenschutzes verschwimmen.

Deshalb folgen nun allgemeine Hinweise zum Strahlenschutz.

16.1 Baulicher Strahlenschutz

Der bauliche Strahlenschutz besteht in der Überprüfung der baulichen Voraussetzungen, so daß keine Gefährdung der Nachbarschaft durch Anwendung der Röntgenstrahlung entsteht (z.B. Bleischutz an den Wänden, Türen etc.).

16.2 Gerätebezogener Strahlenschutz

Sämtliche Röntgenapparate bedürfen der behördlichen Genehmigung, damit sichergestellt ist, ob sie den derzeitigen Strahlenschutzbestimmungen genügen (Leistung der Röntgenröhren, Filterung, Abschirmung, genaue Ausblendung und Streustrahlung).

16.3   Personenbezogener Strahlenschutz

§ 15 RöV, Abs. 1 Nr. 1 besagt, das unnötige Strahlenexposition zu vermeiden ist.

§ 15 RöV, Abs. 1 Nr. 2 fordert das Minimierungsprinzip, d. h. das die Strahlenexposition so gering wie möglich gehalten werden muß z. B.: durch den Gebrauch geeigneter Film-Folien-Kombination, exakte Einblendung des Nutzstrahlenbündels, Berücksichtigung des FFA sowie eine geeignete Röhrenspannung.

In den Leitlinien der Bundesärztekammer (s. Anhang) finden sich Empfehlungen zu:

- Aufnahmeart
- Aufnahmetechnik
- Aufnahmespannung
- Expositionszeit
- Empfindlichkeitsklassen für Folien
- Pädiatrische Besonderheiten

§16 RöV verpflichtet im Rahmen der monatlich durchzuführenden Konstanzprüfung, bei ungenügender Bildqualität die Feststellung der Ursache sowie deren Beseitigung.

§19 RöV, Abs. 1 u. 2 regelt die Festlegung der Kontroll- und betrieblichen Überwachungsbereiche.

§28 RöV verlangt von der MTRA vor Anwendung der Röntgenaufnahmen die Aufzeichnung über frühere Anwendungen von Rötgenstrahlen, desweiteren besteht die *Verpflichtung* zur Nachfrage nach dem Röntgenpaß.

Darüber hinaus ist jede weibliche Person über das Bestehen einer Schwangerschaft zu befragen und das Ergebnis aufzuzeichnen.

Abs. 2 hebt die Aufzeichnungspflicht über jede Anwendung von Röntgenstrahlung hervor.

Personenbezogener Strahlenschutz

Patienten	Beruflich strahlenexponierte Personen
Strenge Indikationsstellung	müssen Kenntnisse im Strahlenschutz nachweisen
Die Rö-Untersuchung hat so zu erfolgen, daß sie ein Minimum an Exposition und ein Optimum an Information bietet.	müssen dauernd Dosimeter tragen, die regelmäßig ausgewertet werden.
Besondere Vorsicht bei Kindern (Zusatzfilterung) und jungen Frauen (Abdomenübersicht, wenn möglich nur in der ersten Zyklushälfte)	beim Arbeiten im Kontrollbereich ist Schutzkleidung zu tragen. (Schürze, Handschuhe, Sternum-, Schilddrüsenschutz)
Bei schwangeren Frauen strengste Indikationsstellung.	Schwangere dürfen nicht im Kontrollbereich arbeiten.
Stets Gonadenschutz anlegen.	jährliche Untersuchung der im Röntgenbereich tätigen Personen.
Maximale Einblendung erwirken	Pflicht zur Teilnahme an der halbjährlichen Belehrung nach § 36 RöV
Strahlenanamnese zur Vermeidung von Wiederholungsaufnahmen	
§ 28 RöV verpflichtet zur Nachfrage des Röntgenpasses	
Folien; Kompressorium	

16.4 Wirkung und Auswirkung der Absorption von Röntgenstrahlung

Die Absorption von Strahlung führt in jedem biologischen Objekt zu Veränderungen in der Stoffwechselfunktion.

Außer UV-Strahlen führen alle Strahlen zur Ionisation. Hier spielt nicht nur die Anzahl der Ionenpaare sondern auch die räumliche Verteilung der Ionen im biologischen Volumen eine erhebliche Rolle → *Ionisationsdichte*.

$$\text{Ionisationsdichte} = \frac{\text{Ionenpaare}}{\text{Weglänge}}\ [\mu m]$$

Harte Röntgenstrahlung → niedrige Ionisationsdichte
Weiche Röntgenstrahlung → hohe Ionisationsdichte
α-Strahlung → sehr hohe Ionisationsdichte

Im einfachsten Fall kann ein durch Strahlung induzierter Effekt im Sinne einer Ja-Nein-Reaktion nach dem Alles oder Nichts-Gesetz in Abhängigkeit von der Zeit und Strahlendosis definieren.

16.5 Kontrollbereich (§ 58 StrSchV)

Der Kontrollbereich ist der Bereich, in dem infolge ionisierender Strahlung die Möglichkeit besteht, daß eine Person bei 40 stündigem Aufenthalt in der Woche durch Bestrahlung von außen oder Inkorporation eine höhere Körperdosis als 0,015 Sv pro Jahr erhalten kann.

Es ist abzugrenzen und neben anderer Kennzeichnung deutlich sichtbar und dauerhaft mit dem Zusatz *„Kontrollbereich"* zu kennzeichnen.

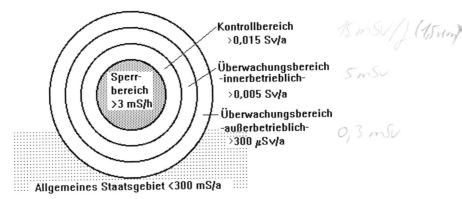

Abb. 34

Schutzbereich mit den nach der Strahlenschutzverordnung zugelassenen Höchstwerten.

Strahlenexponierte Personen, die aufgrund ihrer Tätigkeit mehr als 0,005 Sv (0,5 rem) aber höchstens 0,015 Sv (1,5 rem) pro Jahr erhalten können, werden als *strahlenexponierte Personen der Kategorie B* bezeichnet.

Strahlenexponierte Personen, die aufgrund ihrer Tätigkeit eine Strahlendosis von mehr als 0,015 Sv (1,5 rem) pro Jahr erhalten können, sind *strahlenexponierte Personen der Kategorie A.*

Die erlaubte Höchstdosis beträgt 0,05 Sv (5 rem) pro Jahr.

Anhang

Klausurfragen

1. Zur besseren Darstellung eines Luft-Weichteil-   2
   Kontrastes mit Verminderung des Knochen-
   Weichteil-Kontrastes dient welche Technik?
   a) Normalstrahltechnik
   b) Weichstrahltechnik
   c) Hartstrahltechnik   •
   d) Monochromatische Strahlung

2. Woran sind dezentrierte Aufnahmen zu erkennen? 4.6
   a) Längere Expositionszeit
   b) einseitiger Dosisrandabfall   •
   c) beidseitiger Dosisrandabfall
   d) kürzere Expositionszeit

3. Ein höheres Schachtverhältnis führt zu   4
   a) verminderter Selektivität
   b) vermehrter Streustrahlenbildung
   c) verminderter Streustrahlenabsorption   •
   d) Defokussierung

Fragen   Kapitel

4. Welche Aussage ist richtig ?   3.3
   a) Die Compton-Streuung geht mit einer
      Richtungsänderung und Energieverlust einher   •
   b) Bei der Compton-Streuung besteht eine
      Phasenbeziehung zwischen der primären
      und der gestreuten elektromagnetischen Welle
   c) Bei der Compton-Streuung werden die Photonen
      an der Elektronenhülle elastisch gestreut
   d) Die Compton-Streuung überwiegt
      bei der Mammographie

5. Welche Schicht gehört nicht zum Röntgenfilm?   6
   a) Schutzschicht
   b) Emulsionsschicht
   c) Reflexionsschicht   •
   d) Haftschicht
   e) Trägerschicht
   f) Fluoreszenzschicht   •
   g) Leuchtschicht   •

6. Welche Aussage(n) ist (sind) richtig?   7
   a) Das Röntgenbild wird zu 95% aus   •
      Folienlicht belichtet
   b) CaWo4-Folien sind aus Strahlenschutzgründen   •
      SE-Folien vorzuziehen.
   c) SE-Folien bedeuten eine Dosisersparnis von 50%   •
      gegenüber CaWo4-Folien
   d) Allgemein bedeuten Verstärkerfolien   •
      eine Dosisreduktion

7. Bei welchem Ereignis treten keine Sekundär-   3
   elektronen auf?
   a) Photoabsorption
   b) Paarbildung
   c) Kernreaktion   •
   d) Comptonstreuung

Fragen   Kapitel

8. Sie benutzen einen folienlosen Film,   7
   welche Unschäfe wird dadurch vermindert?
   a) Unschärfe aufgrund der Fokusgeometrie
   b) Unschärfe aufgrund der Aufnahmegeometrie
   c) willkürliche Bewegungsunschärfe
   d) unwillkürliche Bewegungsunschärfe
   e) Materialunschärfe   •

9. Welche der folgenden Filmeigenschaften   10
   ist aus der Schwärzungskurve nicht ablesbar?
   a) Schleier
   b) Empfindlichkeit
   c) Kontrast
   d) Entwicklungszeit   •

10. Welche Größe der optischen Dichte soll der   10
    Grundschleier eines Röntgenfilms nicht
    überschreiten?
    a) 0,2   •
    b) 0,15
    c) 0,1
    d) 0,5

11. Ist die Dosis bei Gebrauch mit Raster gegenüber   2
    der Dosis ohne Raster
    a) höher   •
    b) niedriger
    c) gleich

12. Welche Aussage trifft zu?   2.2
    a) Das Dosismaximum liegt nicht im Zentralstrahl,
       sondern nimmt zur Kathode hin ab
    b) Der Austrittsweg aus dem Anodenmaterial   •
       ist durch unterschiedliche Absorption
       verschieden lang
    c) Die Dosisleistung ist anodennah größer
       als kathodennah.

Fragen   Kapitel

13. Auf einem Raster müssen folgende Daten   4.3
    vermerkt sein:
    a) Formatgröße
    b) Schachtverhältnis   •
    c) Fokussierungsabstand   •
    d) Lamellenmaterial   •
    e) Röhrensymbol   •

14. Wie groß ist die Gonadenbelastung   2
    bei einer Thoraxaufnahme mit 120 kV im Vergleich
    zu einer Thoraxaufnahme mit 70 kV?
    a) niedriger
    b) höher   •
    c) gleich groß

15. Bei einer Aufnahme mit BLA ist nicht   5.2
    zu berücksichtigen
    a) die richtige kV-Wahl
    b) Folienunterschiede
    c) Einblendung auf Objektgröße
    d) Empfindlichkeit des Filmmaterials
    e) FFA und FOA   •

16. Eine dezentrierte Aufnahme ist zu erkennen an: 3
    a) beidseitigem Dosisrandabfall
    b) einseitgem Dosisrandabfall   •
    c) Schwärzung außerhalb der Einblendung

17. Eine hohe kV bedeutet nicht: 3
    a) Qualität ↑   •
    b) Kontrast ↓
    c) Streustrahlung ↓   •
    d) Absorption ↑   •
    e) kurze Wellenlänge

Fragen   Kapitel

18. Welche Elemente gehören nicht zum   11
    Bildverstärker?
    a) CsJ-Schicht
    b) Gantry   •
    c) Photokathode
    d) Alukalotte
    e) Glasscheibe
    f) Ausgangsschirm

19. Der Kontrast wird bestimmt durch: 3.1
    a) Absorption
    b) Dichtedifferenz
    c) Streustrahlung
    d) Filmempfindlichkeit
    1. alles ist richtig   •
    2. nur a+b ist richtig
    3. nur a, c+d ist richtig

20. Welches sind die aufnahmetechnischen Aus-   7
    wirkungen der Anwendung von Verstärkerfolien?
    a) Die Unschärfe steigt mit zunehmender   •
       Folienkorngröße
    b) Dosisreduktion   •
    c) Bei Verwendung von Verstärkerfolien
       werden Rasteraufnahmen entbehrlich.
    d) Verstärkerfolien verhindern einen beidseitigen
       Dosisrandabfall.

21. Nichtionische Kontrastmittel unterscheiden   12
    sich von ionischen Kontrastmitteln durch:
    a) die hydrophobe Seitenkette
    b) unterscheiden sich überhaupt nicht
    c) die hydrophile Seitenkette   •
    d) bessere Verträglichkeit   •
    e) die Applikationsform

Fragen   Kapitel

22. Filter bewirken eine: 4.7
    a) Dosisreduktion
    b) Aufhärtung der Strahlung   •
    c) eine Weichzeichnung
    d) Homogenisierung der Strahlung   •
    e) Schwächung der Strahlung   •

23. Selektivität bedeutet: 4.4.2
    a) Verhältnis derPrimärstrahlendurchlässigkeit   •
       zur Streustrahlendurchlässigkeit
    b) Verhältnis der Streustrahlendurchlässigkeit   •
       mit Raster zur Streustrahlendurchlässigkeit
       ohne Raster
    c) Belichtungszeitverlängerungsfaktor ohne Raster

24. Eine Vergrößerung der Schärfe wird   5.2
    erreicht durch:
    a) großen OFA
    b) kleinen OFA   •
    c) Feinstzeichnende Folie   •
    d) Mikrofokus   •
    e) kleinen FFA
    f) großen FFA   •

25. Ein diskontinuierliches Spektrum   2
    ist zu finden bei:
    a) Hartstrahltechnik
    b) Zonographie
    c) DL
    d) Mammographie   •

Fragen   Kapitel

26. Durch welche Eigenschaften zeichnet   3.3
    sich die Compton-Streuung aus?
    a) Kein Energieverlust, jedoch Richtungsänderung
    b) Wechselwirkung zwischen Lichtquant und   •
       Elektron, bei denen das Lichtquant nur einen
       Teil seiner Energie an ein Elektron abgibt,
       während des Rest des Lichtquants weiterfliegt
    c) Die Compton-Streuung ist identisch mit der
       klassischen Streuung und zeigt sich haupt-
       sächlich im mittleren Energiebereich

27. Die Fokusgröße kann nicht beeinflußt   3.3
    werden durch:
    a) FFA + OFA   •
    b) Neigungswinkel der Anode
    c) Wehnelt-Zylinder
    d) Größe der Heizspirale

28. Welche Eigenschaften zeigen Röntgenstrahlen?   3
    a) Bei Röntgenstrahlen handelt es sich um   •
       ionisierende Strahlen
    b) Röntgenstrahlen weisen einen Lumineszenz-   •
       effekt, photographischen Effekt und
       Schwächungseffekt auf
    c) Röntgenstrahlen können sowohl ein   •
       kontinuierliches als auch ein diskontinuierliches
       Spektrum aufweisen
    d) Jedes Bildgebende Verfahren enthält
       ionisierende und radioaktive Strahlenanteile

Fragen   Kapitel

29. Welche Aussage ist richtig?   5
    a) Die Größe des thermischen Brennfleckes
       bestimmt die Fokusgröße
    b) Die Größe des optisch wirksamen Brennflecks   •
       ist entscheidend für die geometrische
       Unschärfe
    c) Die BLA bestimmt den elektronischen
       Brennfleck und wählt automatisch die richtige
       Fokusgröße an

30. Von welchen Faktoren ist die Wirksamkeit   4.4
    eines Rasters nicht abhängig?
    a) Schachtverhältnis
    b) FFA
    c) Linienzahl
    d) Selektivität
    e) Formatgröße   •

31. Welche Aussage ist (sind) richtig?   4; 16
    Durch Einblendung wird die:
    a) Streustrahlung im Patienten geringer   •
    b) Belichtungszeit wird niedriger
    c) Streustrahlung am Film geringer   •
    d) Patientenbelastung geringer   •
    e) Belichtungszeit wird höher   •
    f) Es gelangt mehr Streustrahlung zum Film

32. In welchem Bereich der Schwärzungskurve sollte   10
    der Objektschwärzungsumfang liegen?
    a) Im Bereich der Solarisation
    b) Im geraden, also steilen Teil der Kurve   •
    c) im Durchhang

Fragen	Kapitel

33. Durch welchem im Entwickler gelösten   8.3
    Grundstoff wird die Entwicklerlösung verdorben?
    a) Kohlenstoff
    b) Stickstoff
    c) Wasserstoff
    d) Sauerstoff   •

34. Welche Substanz gehört nicht zur Entwickler-   8.3
    substanz?
    a) Phenidon
    b) Hydrochinon
    c) Natriumsulfit
    d) Ammoniumthiosulfat   •
    e) Natriumtiosulfat   •

35. Welche Aussage(n) bezüglich der   13
    Tomographie stimmt (en)?
    a) Je größer der Winkel, desto größer die Schicht
    b) Je größer der Winkel, desto dünner die Schicht   •
    c) Je dicker die Schicht, desto kleiner der Winkel

36. Für eine Zonographie bietet sich folgende   13
    Verwischungsform an:
    a) hypozykloidal
    b) spiralförmig
    c) linear   •
    d) elliptisch

37. In der Röntgenverordnung wird nach § 26   14
    die Qualitätskontrolle gefordert. Welches sind
    die Ziele dieser Forderung?
    a) Verbesserte Bildqualität   •
    b) Kostenreduzierung   •
    c) Überprüfung der ärztlich abgerechneten
       Röntgenbilder
    d) Verringerung der Strahlenbelastung   •
    e) Früherkennung von Fehlern   •

Fragen   Kapitel

38. Unter Streustrahlung ist zu verstehen: 1; 3
    a) Die Strahlung außerhalb des Nutzstrahlen-
       bündels
    b) Die Photonenstrahlung, die von den primären   •
       Photonen durch Richtungsänderung mit oder
       ohne Energieverlust erzeugt wird
    c) Röntgenstrahlung die nicht im Brennfleck
       entsteht

39. Ein Röntgenbild zeigt an beiden Seiten   4.6
    eine Abnahme der Schwärzung. Als Ursache
    dafür kommt in Betracht:
    a) Dezentrierung
    b) exakte Einblendung
    c) Defokussierung   •
    d) zu hohes Schachtverhältnis
    e) Abnahme der extrafokalen Strahlung

40. Das Prinzip der Belichtungsautomatik besteht   1.7
    in der:
    a) automatischen Wahl des FOA
    b) automatischen Einstellung der   •
       richtigen Dosisleistung
    c) automatischen Abschaltung der Röntgenröhre   •
       nach Erreichen der voreingestellten Dosis am Film

41. Der Kontrollbereich ist nach der Röntgen-   16
    verordnung als ein Bereich definiert, in dem bei
    einer Arbeitszeit von 40 Stunden pro Woche eine
    beruflich strahlenexponierte Person eine
    Äquivalentdodosis (Ganzkörper, Knochenmark,
    Gonaden) erhalten kann von:
    a) 1,5 rem
    b) 15 mSv und 50 mSv/a
    c) 15 rem
    d) 1,5 mSv

Fragen   Kapitel

   1. a+b ist richtig
   2. nur ist richtig
   3. nur b ist richtig   •
   4. a+d ist richtig

42. Welche Aussage(n) ist (sind) richtig?   15.5
   a) Die Äquivalentdosis ergibt sich aus der fest-   •
      gestellten Energiedosis und mit der Multi-
      plikation des Bewertungsfaktors
   b) Die Äquivalentdosis ergibt sich aus der Ionen-
      dosis, multipliziert mit dem Flächendosisprodukt
   c) Die Äquivalentdosis wird mit der Einheit Sv   •
      angegeben. Die alte Einheit war rem

43. Welche Faktoren sind bei der Tomographie   13
   nicht zu beachten?
   a) Schichttiefe
   b) Pendelwinkel
   c) Schichtzeit
   d) Schichtabstand + Schichtform   •
   e) Fokusgröße
   f) Dosismaximum

44. Bei der Tomographie entspricht die Schichtdicke
   dem: 13
   a) Pendelwinkel   •
   b) Schichtabstand
   c) Verwischungsform
   d) Schichtzeit

Fragen   Kapitel

45. Das Abstandsquadratgesetz besagt: 5.2
    a) In welchem Abstand die MTRA die Aufnahme
       anfertigen darf
    b) Das die Dosis mit dem Quadrat der Entfernung
       abnimmt   •
    c) Das die Entfernung mit dem Quadrat der Dosis
       abnimmt
    d) Das die Dosis mit dem Quadrat der Entfernung
       zunimmt

46. Eine Erhöhung der Detailerkennbarkeit und eine   5.2
    größengerechtere Darstellung wird erreicht durch:
    a) Vergrößerung des FFA   •
    b) Verringerung des FFA
    c) kürzere Belichtungszeit

47. Die Unschärfe ist bei folgenden Fokusgrößen am   5
    geringsten:
    a) 1,2 mm Kantenlänge
    b) 0,3 mm Kantenlänge   •
    c) 0,6 mm Kantenlänge
    d) 2,0 mm Kantenlänge

48. Die Fokusgröße ist nicht bedeutend für: 5
    a) die Zeichenschärfe
    b) die Belichtungszeit
    c) die Detailerkennbarkeit
    d) die Objektdichte   •

49. Die Tiefenblende dient: 1.4
    a) der Absorption der extrafokalen Strahlung
    b) der Verringerung des Blendenfaktors
    c) der Einblendung des Nutzstrahlenbündels   •

Fragen   Kapitel

50. Wie groß ist die Dosisänderung, wenn Sie eine   7
    Verstärkungsfolie EK 200 gegen eine Verstärkungs-
    folie EK 400 austauschen?
    a) 1/8
    b) 1/4
    c) 1/2   •

51. Wie groß ist die durchgelassene Lichtmenge   10
    bei einer Schwärzung von 2?
    a) 1/10
    b) 1/100   •
    c) 1/1000

52. Röntgenstrahlen bewirken eine Schwärzung   7
    des Filmes zu:
    a) 100 %
    b) 5 %   •
    c) 95 %

53. Die Fixierung erfüllt welche der folgenden   9
    Aufgaben?
    a) Eine Reduzierung des Grundschleiers
    b) Die Fixierung erstellt das latente Bild
    c) Das unbelichtete Silber wird aus der
       Emulsionsschicht herausgelöst   •

54. Die Gradationskurve gibt Auskunft über: 10
    a) die Entwicklungsart
    b) den Kontrast   •
    c) die Empfindlichkeit   •
    d) die Belichtungspunkte
    e) den Gamma-Wert   •

Fragen   Kapitel

55. Wodurch wird die Zeichenschärfe nicht   5
    vermindert?
    a) durch Folien mit hohem Verstärkungsfaktor
    b) durch großen OFA
    c) durch mangelnden Film-Folien-Kontakt
    d) durch feinzeichnende Folien   •
    e) durch weichzeichnende Folien

56. Quantenrauschen tritt häufig auf bei: 12
    a) wenig kV
    b) wenig kV und hoher Verstärkungsfolie   •
    c) hoher kV und hoher Verstärkungsfolie
    d) bei Monitor-DL
    e) ausgedehnten Fußmärschen

57. Das Prinzip der Vergrößerungsaufnahme   5
    besteht in der Wahl eines:
    a) großen OFA
    b) kleinen FFA
    c) Mikrofokus
    d) kleinen FFA, großen OFA und Mikrofokus   •

58. Die Röntgenröhre ist luftevakuiert, weil: 1
    a) keine extrafokale Strahlung austreten darf
    b) die Luftmoleküle die Elektronen nicht   •
    ablenken sollen
    c) Stielstrahlung vermieden werden soll

59. Die Ursache der Lamellenabbildung auf dem   4.3
    Röntgenbild liegt an folgenden Begebenheiten:
    a) die Lamellen bewegen sich zu schnell
    b) die Lamellen bewegen sich in Längsrichtung
    c) die Lamellen bewegen sich gar nicht   •
    d) Bei Defokussierung bilden sich die Lamellen
       am Rand ab

Fragen   Kapitel

60. Zur Absorption gehören folgende Prozesse: 3
    a) Compton-Effekt
    b) Photoeffekt   •
    c) Heel-Effekt
    d) Schwärzungseffekt

61. Welche Aussagen zur Streustrahlung sind richtig? 3
    a) Die im abzubildenden Objekt entstehende   •
       Streustrahlung führt zu einer Kontrast-
       verminderung und damit zu einer schlechteren
       Detailerkennbarkeit
    b) Durch Einblenden des Nutzstrahlenbündels   •
       auf die Grenzen des abzubildenden Bereiches
       mittels Tubus oder Tiefenblende und durch
       Verwendung von filmnahen Streustrahlenrastern
       wird der Einfluß der Streustrahlung reduziert
    c) Durch die hohe kV-Wahl wird die Belichtungs-
       zeit verringert, dadurch entsteht weniger Streu-
       strahlung und der Kontrast wird somit angehoben
    d) Bei der Anwendung von Röntgenstrahlung ist   •
       Streustrahlung die Photonenstrahlung, die von
       den primären Photonen durch Richtungsänder-
       ung mit und ohne Energieverlust erzeugt wird

62. Unter Nutzstrahlung ist zu verstehen: 3
    a) Nutzstrahlung ist die im Nutzstrahlenbündel   •
       verlaufende Röntgenstrahlung
    b) Nur die Nutzstrahlung dient dem eigentlichen   •
       Zweck z. B. zur Erzeugung des Röntgenbildes
    c) Nutzstrahlung kann durch Blenden auf die   •
       gerade eben notwendige Querschnittsfläche
       eingeengt werden
    d) Durch eine kleine Nutzstrahlenfläche wird die
       Strahlenexposition geringer, und die Umgebungs-
       belastung nimmt durch die Erhöhung der
       Streustrahlung zu

Fragen   Kapitel

63. Für die Abbildungsgeometrie des Röntgenbildes   5
    gelten wegen des nahezu punktförmigen Fokus
    die Gesetze der Zentralprojektion. Demnach sind
    folgende Aussagen richtig:
    a) Bei einem flächenhaften Fokus ist der   •
       Halbschatten größer
    b) mit zunehmendem Halbschatten wird die   •
       Unschärfe größer
    c) mit Verringerung des Kernschattens und   •
       zunehmendem Halbschatten wird die
       geometrische Unschärfe größer

64. Worin ist das Prinzip der Röntgenabbildung   1; 3; 5
    zu sehen?
    a) Beim Durchtritt durch Materie wird die
       Röntgenstrahlung in Abhängigkeit von der
       Art der Materie, der Schichtdicke und der
       Strahlenqualität geschwächt
    b) Wird ein Objekt mit bestimmter materieller
       Zusammensetzung in den Strahlengang
       gebracht, so wird es im Bereich des Strahlen-
       feldes durch Absorbtion und Streuung in der
       Materie verändert
    c) Wird das durchstrahlte Feld auf eine
       Detektionsfläche hinter dem Objekt projiziert,
       zeigt sich aus der unterschiedlichen Schwärzung
       ein Schattenbild des Objekts
       1. alles ist richtig   •
       2. alles ist falsch
       3. nur a+c ist richtig
       4. nur a+b ist richtig

Fragen   Kapitel

65. Damit bei der Röntgenaufnahme die Abbildung   5
    scharf und größenmäßig möglichst wirklichkeits-
    getreu ist, sollten
    a) FOA möglichst groß und der OFA möglichst   •
       klein gewählt werden
    b) FFA möglichst klein und der OFA möglichst
       groß gehalten werden
    c) FFA + OFA gleichgroß sein

66. Welche Aussage ist nicht richtig?   15.5
    a) Für die Strahlenwirkung ist die absorbierte   •
       Strahlungsenergie pro kg absorbierender
       Materie maßgeblich
    b) Durch energiereiche Strahlung können Moleküle
       in Gasen ionisiert werden. Die Anzahl der
       erzeugten Ionenpaare ist ein Maß für den
       Bewertungsfaktor
    c) Die Äquivalentdosis kommt im Strahlenschutz   •
       zur Anwendung, sie ist das Produkt aus dem
       Strahlenbewertungsfaktor und der Energiedosis

67. Negative Röntgenkontrastmittel sind: 12
    a) Mittel mit niedriger Dichte (Luft, Lachgas usw.)   •
    b) KM zur Darstellung im Bereich des   •
       Magen-Darm-Traktes, der Harnblase etc.
    c) wegen der negativen Eigenschaften möglichst
       nicht mehr einzusetzen

68. Welche Aussage ist nicht richtig?   1.7.2; 3
    a) Unabhängig von der Röhrenspannung läßt sich
       die Intensität der austretenden Strahlung
       durch den Anodenstrom regeln
    b) der Heizstrom reguliert den Röhrenstrom   •
    c) der Röhrenstrom reguliert den Heizstrom

Fragen   Kapitel

69. Was ist zutreffend?   15
    a) Die Personendosis ist die Energiedosis für   •
       Weichteilgewebe gemessen an einer repräsenta-
       tiven Stelle der Körperoberfläche einer Person
    b) Die Personendosis ist die unter Umständen
       erhaltene Ortsdosis
    c) Die Personendosis ist die Ionendosis

70. Treffen Sie die richtige Zuordnung!   15
    a) Ionendosis = C/kg (früher R)   •
    b) Äquivalentdosis = Gy früher rem
    c) Energiedosis = Gy früher rad   •

71. Welche Aussage ist richtig?   15
    a) Ionisation ist der Vorgang, durch den ein   •
       neutrales Atom oder Molekül eine positive
       oder negative Ladung erhält
    b) Wenn die Energie des auftreffenden   •
       Teilchens ausreicht, um ein Elektron zuschlagen
       aus der Atomhülle herausspricht man
       von Ionisation
    c) Bei der Ionisation werden die ionisierten
       Moleküle neutralisiert

72. Wovon hängt die Qualität der austretenden   3.1
    Röntgenstrahlung ab?
    a) von der Röhrenspannung   •
    b) vom Heel-Effekt
    c) vom Heizstrom

73. Zur Erzeugung von Röntgenstrahlung   1
    ist entbehrlich:
    a) Elektronenquelle
    b) Anodenstrom
    c) Folie   •
    d) Heizspirale

Frage   Kapitel

74. Eine Röntgenröhre muß eine Filterung haben   4.7
    von mindestens:
    a) 0,2 mm Pb
    b) 2,0 mm Al   •
    c) 2,5 mm Cu

75. Bei einer Komprimierung von 3 cm erhält   4.5
    man eine Dosisersparnis von:
    a) 10%
    b) 20 mAs
    c) 50%   •

76. Wovon hängt es ab, ob charakteristische   2; 3.1
    Röntgenstrahlung entsteht?
    a) von der Energie der erzeugten Elektronen   •
    b) vom Anodenmaterial   •
    c) von der Fokusgröße
    d) vom Anodentellerdurchmesser

77. Die Kathode der Röntgenröhre wird genutzt als: 1
    a) Elektronenquelle
    b) positive Kathode
    c) negative Elektrode und Elektronenquelle   •

78. Die Strahlenbelastung durch Streustrahlung   1; 3
    ist am höchsten bei:
    a) harter Strahlung   •
    b) weicher Strahlung
    c) bei jeder Strahlung gleich hoch

79. Bei einem Abstand von 4 m zur Strahlenquelle   5
    wird eine Dosis von 10 mSv benötigt.
    Wie hoch ist die Dosis in 1 m Abstand?
    a) 160 mSv   •
    b) 400 mSv
    c) 16 mSv

Fragen   Kapitel

80. Was dient zur Eigenfilterung der Röntgenröhre?   1
    a) Strahlenaustrittsfenster   •
    b) Öl   •
    c) Röhrenschutzgehäuse   •
    d) Anodenfläche

81. Das Strahlenaustrittsfenster besteht aus: 1
    a) Al
    b) Cu
    c) Pb
    d) Be   •

82. Schwangere MTRA dürfen arbeiten im: 16.3
    a) Kontrollbereich, nur wenn es erforderlich ist
    b) gar nicht
    c) betrieblichen Überwachungsbereich   •

83. In der Röntgendiagnostik ist der Schaltraum   16.1
    welchem Strahlenschutzbereich zuzuordnen?
    a) Kontrollbereich
    b) betrieblicher Überwachungsbereich   •
    c) Sperrbereich
    d) Gefahrenbereich
    e) kein Strahlenschutzbereich

84. Mit einem Multipulsgenerator sind kürzere   17.1
    Schaltzeiten erreichbar. Das liegt an:
    a) der erhöhten Anodendrehzahl
    b) der Spannungsregelung durch fortschrittliche   •
       Elektronik
    c) weniger Stromaufnahme

Fragen   Kapitel

85. Das Nomogramm einer Röntgenröhre gibt an: 1.5
    a) graphische Darstellung der Röntgenröhren-   •
       belastbarkeit
    b) in welchem Zustand sich die Röntgenröhre
       befindet
    c) mit welchem Strom die Röntgenröhre betrieben
       werden muß

86. Wieviel Grad darf die Röntgenröhre nach medial   4.2
    bzw. lateral bei Aufnahmen mit Raster geneigt
    werden?
    a) 15
    b) 5
    c) gar nicht   •
    d) 45

87. Zur Erhöhung der Detailerkennbarkeit ist nötig: 5
    a) Vergrößerung des FFA   •
    b) Abnahme des FFA
    c) höhere Belichtungszeit

88. Welche Aussage ist richtig?   4
    Durch Rasterbenutzung
    a) wird die Dosis erhöht   •
    b) wird Streustrahlung reduziert   •
    c) wird die Dosis durch Streustrahlenreduktion
       verringert

89. Wie ist bei einem Kontrastmittelzwischenfall
    zuerst vorzugehen?   12
    a) zuerst Patienten beruhigen
    b) zuerst den Arzt suchen
    c) zuerst Infusion abstellen   •

Fragen   Kapitel

90. In der Durchleuchtung wird mit Übertischröntgen- 12
    röhren und Untertischröntgenröhren gearbeitet.
    Welche der folgenden Aussagen sind richtig?
    a) Übertischröntgenröhren zeigen eine gute   •
       Zeichenschärfe, jedoch ergibt sich für den
       Untersucher eine höhere Strahlenbelastung
    b) Untertischröntgenröhren haben eine geringe   •
       Strahlenbelastung für den Untersucher und
       eine höhere Zeichenschärfe wegen des geringen
       OFA
    c) Untertischröntgenröhren zeigen eine geringe
       Zeichenschärfe und eine geringere Strahlen-
       belastung für den Untersucher

91. In welchem Spannungsbereich wird bei der   2.2
    Mammographie gearbeitet?
    a) 10 kV
    b) 50 kV
    c) 25–30 kV   •

92. Woraus besteht die Brennfleckbahn der Anode?   1.2
    a) Selen
    b) Wolfram-Rhenium-Legierung   •
    c) Molybdän   •
    d) aus fluoreszierenden Kristallen

93. Mammographiefilme sind: 6
    a) doppelseitig beschichtet
    b) einseitig beschichtet   •
    c) gar nicht beschichtet, weil es auf
       Zeichenschärfe ankommt

Fragen   Kapitel

94. Welche Filmfehler entstehen nicht bei der
    Filmentwicklung?   8
    a) Nachbelichten des Filmes in der
       Dunkelkammer
    b) Verunreinigung der verschiedenen Bäder
    c) Doppelbelichtung   •
    d) unzureichende Regenerierung
    e) zu schnelle Filmeingebung

95. Schwärzung ist das Gegenteil von: 10
    a) optischer Dichte
    b) Lichtdurchlässigkeit   •
    c) Opazität

96. Welche Filmfehler entstehen nicht bei der   8
    Aufnahme?
    a) Defokussierung
    b) Raster -bzw. Lamellenabbildung
    c) Doppelbelichtung
    d) Dezentrierung
    e) dichroitischer Schleier   •

97. Das Fixiermittel enthält: 9
    a) Phenidon
    b) Natriumthiosulfat   •
    c) Natriumthiosulfit
    d) Ammoniumthiosulfat   •

98. In welcher Phase entsteht das latente Bild?   8
    a) Elektronenphase   •
    b) Sekundären Zwischengitterionenphase   •
    c) Störstellenphase
    d) Fixierphase

Fragen   Kapitel

99. Welche Aussage ist richtig?   8.3
   Das im Entwicklerbad enthaltene
   Konservierungsmittel
   a) enthält Natriumsulfid
   b) kann Sauerstoff binden   •
   c) konserviert das Röntgenbild und macht es
      dadurch haltbar

100. Die Entwicklung setzt an :   8.2
   a) in der Ionenphase   •
   b) in der Elektronenphase
   c) kurz nach der Belichtung

Hinweise auf Fehlermöglichkeiten (Verarbeitungskontrolle)

Hinweise auf Fehlermöglichkeiten zum Kurvenblatt Verarbeitungsmöglichkeiten

Kurventrend	Aussehen der Röntgen- aufnahme	Mögliche Ursachen
Empfindlich- keitsindex ⇑ Kontrast- index ⇑ Schleier ⇑	Schwärzung zu hoch	• Temperatur des Entwicklers zu hoch • Entwicklungszeit zu lang • Falscher Ansatz oder unzureichende Mischung des Entwicklers • zu hohe Regenerierraten des Entwicklers • Kein Starter beim Neu- ansatz in der Entwicklungs- maschine verwendet
Empfindlich- keitsindex ⇓ Kontrast- index ⇓ Schleier ⇓	Schwärzung zu niedrig	• Temperatur des Entwicklers zu niedrig • Entwicklungszeit zu kurz • Zu niedrige Regenerierraten des Entwicklers • Falscher Ansatz oder unzu- reichende Mischung des Entwicklers

Kurventrend	Aussehen der Röntgenaufnahme	Mögliche Ursachen
Empfindlichkeitsindex ⇒ Kontrastindex ⇓ Schleier ⇑	Kontrast zu niedrig Erhöhter Schleier	• Verunreinigung des Entwicklers, z. B. mit Fixierbad
Empfindlichkeitsindex ⇑ Kontrastindex ⇓ Schleier ⇑	Erhöhter Schleier Schwärzung zu hoch Kontrast zu niedrig	• Falscher Ansatz oder unzureichende Mischung des Entwicklers • Oxidierter Entwicklung • Zu hohe Regenerierraten des Entwicklers • Temperatur des Entwicklers zu hoch • Entwicklungszeit zu lang • Kein Starter beim Neuansatz in der Entwicklungsmaschine verwendet
Empfindlichkeitsindex ⇓ Kontrastindex ⇓ Schleier ⇑	Erhöhter Schleier Kontrast zu niedrig	• Falscher Ansatz oder unzureichende Mischung des Entwicklers • Vollständig oxidierter Entwickler • Keine Regenerierung des Entwicklers
Empfindlichkeitsindex ⇓ Kontrastindex ⇓ Schleier ⇒	Schwärzung zu niedrig	• Regenerierraten des Entwicklers zu niedrig • Falscher Ansatz oder unzureichende Mischung des Entwicklers • Entwicklungszeit zu kurz • Temperatur des Entwicklers zu niedrig

Allgemeine Hinweise auf Fehlermöglichkeiten

Abweichung/ Tendenz	Aussehen der Röntgen- aufnahme	Mögliche Ursachen
	Schwärzung zu hoch	• Temperatur des Entwicklers zu hoch • Entwicklungszeit zu lang • Falscher Ansatz oder unzureichende Mischung des Entwicklers • zu hohe Regenerierraten des Entwicklers • Kein Starter beim Neu- ansatz in der Entwicklungs- maschine verwendet
	Erhöhter Schleier Schwärzung zu hoch Kontrast zu niedrig	• Falscher Ansatz oder unzureichende Mischung des Entwicklers • Oxidierter Entwicklung • Zu hohe Regenerierraten des Entwicklers • Temperatur des Entwicklers zu hoch • Entwicklungszeit zu lang • Kein Starter beim Neu- ansatz in der Entwicklungs- maschine verwendet

Abweichung/ Tendenz	Aussehen der Röntgen- aufnahme	Mögliche Ursachen
	Schwärzung zu niedrig	• Temperatur des Entwicklers zu niedrig • Entwicklungszeit zu kurz • Zu niedrige Regenerierraten des Entwicklers • Falscher Ansatz oder unzu- reichende Mischung des Entwicklers
⟵—	Schwärzung zu niedrig	• Falscher Ansatz oder unzureichende Mischung des Entwicklers • Regenerierraten des Entwicklers zu niedrig • Keine Regenerierung des Entwicklers • Entwicklungszeit zu kurz • Temperatur des Entwicklers zu niedrig • Vollständig oxidierter Entwickler
	Kontrast zu niedrig Erhöhter Schleier	• Verunreinigung des Ent- wicklers, z. B. mit Fixier- bad

Glossar

Äquivalentdosis Begriff aus dem Strahlenschutz. Errechnet sich aus der Energiedosis multipliziert mit dem Bewertungsfaktor „q". Einheit: Sv (Sievert), früher rem

1 Sv = 100 rem

1 rem = 0,01 Sv

Betrieblicher Überwachungsberreich Bereich, in dem eine strahlenexponierte Person eine Dosis von 15 mSv bis 50 mSv/a GKD erhalten kann.

Bildkörnigkeit Setzt sich aus Quantenrauschen und Filmkörnigkeit zusammen.

Bremsstrahlung Elektromagnetische Strahlung, die bei der Beschleunigung bzw. Abbremsung elektrisch geladener Teilchen entsteht.

Compton-Effekt Wechselwirkungsprozeß von elektromagnetischer Strahlung mit Materie, bei der das Photon nur einen Teil seiner Energie auf ein Elektron der äußeren Atomhülle überträgt. Die restliche Energie verbleibt dem Photon, das somit niederenergetischer geworden ist. Die Comptonstreuung hat ihre maximale Intensität im Bereich von 50 keV bis 1 MeV, wobei die Streustrahlung bei höheren Energien vorwärts, also mehr in Richtung Primärstrahlung gerichtet ist.

Densitometer Gerät zur Schwärzungsmessung, respektive der optischen Dichte.

Densitometrie Schwärzungsmessung

Diamentor Meßgerät zur Bestimmung des Flächendosisproduktes.

Dosimeter Meßgerät zur Erfaßung der Dosis.

Energiedosis Absorbierte Energie pro Masseneinheit.

$$\rightarrow \frac{\text{absorbierte Energie}}{\text{Meßvolumen}}$$

Das Bezugsmaterial des absorbierenden Materials muß mit angegeben sein.

Einheit: Gy (Gray)- früher rad

1 Gy = 100 rad

1 rad = 0,01 Gy

Filter Damit Strahlenanteile, die eine Strahlenbelastung bedeuten, ohne zum Röntgenbild beizutragen, abgeschwächt werden, setzt man Al- oder Cu-Filter unter die Tiefenblende. Somit wird das Strahlenspektrum aufgehärtet und homogenisiert.

Gleichwert z. B. ALGW, Absorptionsverhalten eines Stoffes im Vergleich zu Blei.

Gradationskurve Schwärzungskurve

Hartstrahltechnik Röntgenstrahlung ab 100 kV erzeugt harte Röntgenstrahlen mit kurzer Wellenlänge und großer Durchdringungskraft. Weiche und langwellige Röntgenstrahlung wird mit Werten kleiner 70 kV erzeugt, die nur eine geringe Durchdringungsfähigkeit hat.

Ion Elektrisch geladenes Teilchen.

Ionendosis Energiedosis in Luft, d. h. die Anzahl der durch Röntgenstrahlung entstandenen Ladung in einem Luftvolumen. Die Ionendosis ist also die Dosis, die bei der Erzeugung von Ionen mit elektrischer Ladung von 1 C (Coulomb) und 1 kg Luft durch ionisierende Strahlung entsteht. Nach Einführung der neuen SI-Einheiten soll die bisher übliche Einheit „R" (Röntgen) nicht mehr benutzt werden. Es gilt daher der Zusammenhang:

$$1[R] = 2{,}58 \cdot 10^{-4} \left[\frac{C}{kg} \right]$$

Ionisation   Umwandlung der Atome oder Moleküle in Ionen durch Aufnahme oder Abgabe von Elektronen.

Kontrollbereich   Bereich, in dem eine strahlenexponierte Person eine Dosis von 1 mSv bis 50 mSv/a GKD erhalten kann.

Myelographie   Darstellung des Duralsackes. Die Unterbrechung des Kontrastmittelflußes geben Auskunft über raumfordernde Prozesse. Bandscheibenvorfälle engen das Kontrastmittelband ein.

Nutzstrahlung   Nutzstrahlung wird die im Nutzstrahlenbündel verlaufende Röntgenstrahlung genannt.

Oberflächendosis   Einfalldosis und Streuzusatzdosis ergeben die Oberflächendosis. Die aus dem Körper rückgestrahlte Streustrahlung addiert sich an der Körperoberfläche mit der Einfalldosis zur Oberflächendosis.
Ortsdosis   Äquivalentdosis für Weichteilgewebe an einem bestimmten Ort.
Osmalität   Fähigkeit der Kontrastmittel, Ionen aufzunehmen oder abzugeben.

Paarbildung   Wechselwirkung energiereicher (1,02 MeV), elektromagnetischer Strahlung mit Materie. Hierbei kann ein Elektron-Positron-Paar entstehen.
Pendelwinkel   Bei der Tomographie das Ausmaß der Bewegung.

Personendosis Äquivalentdosis für Weichteilgewebe, gemessen an einer repräsentativen Stelle (z. B. Filmplakette am Rumpf einer Person).

Phlebographie KM-Untersuchung der Gefäße zur Erfassung morphologischer Veränderungen der Venen. (z. B. Venenverschlüsse mit Kollateralenbildung)

Photoeffekt Wechselwirkungsprozeß zwischen elektromagnetischer Strahlung und Materie, wobei ein Photon seine gesamte Energie an ein Hüllenelektron des Atoms abgibt.

Photon Energiequant der elektromagnetischen Strahlung ohne Ladung. Ein Photon hat keine Ruhemasse.

Positron Positiv geladenes Teilchen; es ist die Antimaterie zum Elektron und entsteht bei der Paarbildung.

Quantenrauschen Statistische Verteilung des zeitlich ungleichmäigen Auftreffens der Röntgenquanten auf den Film. (Häufig bei geringer Dosis, z. B. bei der Durchleuchtung).

rad radation absorbed dose, alte Einheit der Energiedosis

Raster Filmkassette mit strahlenabsorbierenden Lamellen zur Streustrahlenreduktion.

rem radation equivalent man, alte Einheit der Äquivalentdosis

Schwärzungskurve Verhältnis der Dosis dividiert durch das Verhältnis zur Schwärzung des Films.

Selektivität Quotient aus der Primärstrahlendurchlässigkeit zur Streustrahlendurchlässigkeit.

Sensitometer Gerät zur Aufbelichtung des Stufenkeils für die Qualitätskontrolle der Filmverarbeitung.

Sievert Einheitenname für Äquivalentdosis.

Streustrahlung Ist jegliche Strahlung, die von Streukörpern (z. B. Patient) ausgeht.

Verlaufsfolie Folien mit unterschiedlichem Verstärkungsfaktor (z. B. + −) d. h. im Plus-Bereich ist die Folie höherverstärkend als im Minus-Bereich.

Verstärkungsfolie   Durch Verstärkungsfolien werden absorbierte Röntgenstrahlen in langwelliges Licht umgewandelt, wofür
der Film empfindlicher ist. Somit läßt sich für eine bestimmte
Schwärzung des Films die erforderliche Belichtungszeit und
damit die Strahlenbelastung des Patienten verringern.

Weiterführende Literatur

Felix R, Ramm B (1988) Das Röntgenbild, 3. Aufl. Thieme Verlag, Stuttgart
Goretzki G (1987) Medizinische Strahlenkunde. Urban & Schwarzenberg, München
Laubenberger T (1990) Technik der medizinischen Radiologie, 5. Aufl. Dt. Ärzteverlag, Köln
Lissner J (1986) Radiologie I. Enke Verlag, Stuttgart

Anschauungsmaterial

FUJI PHOTO FILM (EUROPE) GMBH

Qualitätssicherung — Prüfung der Filmverarbeitung gemäß DIN 6868 Teil 2

Institut:

	Monat:	Jahr:	Tag:	1	2	3	4	5	6	7	8	9	10	11	12	13	14	15	16	17	18	19	20	21	22	23	24	25	26	27	28	29	30	31
Entwicklertemperatur																																		

Schleier + Unterlage (D min.)
Dichte D einer unbelichteten Stelle

Obere Grenze + 0,2   0,2
0,1

Index für Empfindlichkeit
Dichte der Stufe Nr. _____

Obere Grenze + 0,2
+ 0,1
Zielwert
– 0,1
Untere Grenze – 0,2

Index für Kontrast
Dichte der Stufe Nr. _____

Obere Grenze + 0,2
+ 0,1
Zielwert
– 0,1
Untere Grenze – 0,2

	Tag:	1	2	3	4	5	6	7	8	9	10	11	12	13	14	15	16	17	18	19	20	21	22	23	24	25	26	27	28	29	30	31
Entwickler Neuansatz	Arbeitslösung																															
	Regenerator																															
Fixierbad Neuansatz	Arbeitslösung																															
	Regenerator																															
Maschinenwartung																																

Entwicklungsmaschine

Typ: _____

Durchlaufzeit: _____

Entwickler: _____

Regenerierrate: _____ ml

Fixierbad: _____

Regenerierrate: _____ ml

Filmtyp: _____

Emulsionsnr.: _____

Verfalldatum: _____

Ärztliche Stelle
zur Qualitätssicherung
nach § 16 RöV bei der
Bayerischen
Landesärztekammer

Elsenheimerstraße 37, 8000 München 21,
Fernsprecher (0 89) 57 10 33

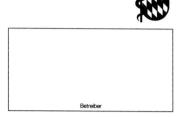

Betreiber

Aufzeichnung der Prüfergebnisse bei Direktradiographiegeräten

bitte in Maschinen-, Druck- oder Blockschrift ausfüllen

Angaben zur Röntgeneinrichtung

Raum: _____   Strahler, Typ: _____

Anwendungsgerät: _____   Serien-Nr.: _____

Generator: _____   Filterung: _____ mm Al

Hersteller: _____   Raster Typ: _____

Angaben zum Prüfkörper

Typ: _____   Material _____ Dicke _____ mm

Hersteller: _____   Dosismeßgerät, Typ: _____

Angaben zu den Aufnahmebedingungen

☐   Freie Einstellung   ☐   Belichtungsautomatik

Röhrenspannung[1)]   ☐   70 kV,   ☐   100 kV   oder ☐   kV

Elektrizitätsmenge _____ mAs   Programm _____

Brennfleck   ☐ groß   ☐ klein   Meßkammer ☐ links ☐ Mitte ☐ rechts

Fokus-Film-Abstand _____ cm   Belichtungskorrektur _____

Fokus-Testplatten-Abstand _____ cm   Eingestellte Feldgröße _____ cm x _____ cm

Angabe zur Filmverarbeitung

Zugeordnete Entwicklungsmaschine (falls mehrere vorhanden) _____

1) Einstellung immer vom unteren Skalenbereich durchführen

_____   _____
Ort, Datum   Unterschrift

Arbeitsplatz: .... Belichtung   □ frei   □ automatisch, Röhrenspannung: .... kV

Ausgangswerte festgelegt im Rahmen einer

□ Abnahmeprüfung, am ....

□ Teilabnahmeprüfung, am ....

Begründung für Teilabnahmeprüfung ....

....

Unterschrift

....

Bei jeder Änderung der Ausgangswerte ist ein neues Protokoll zu erstellen.

1.	Dosis (Einheit ———)	[ ]	obere Grenze (+ 30 bzw. 25%)
			untere Grenze (– 30 bzw. 25%)
2.	Kontrast .... Stufen sichtbar		keine Festlegung
3.	optische Dichte	[ ]	obere Grenze (+ 0,2 bzw. 0,3)
			untere Grenze (– 0,2 bzw. 0,3)
4.	Nutzstrahlenfeld-Größe	cm x cm	obere Grenze (+ 2 % des FFA) cm x cm
			untere Grenze (– 2 % des FFA) cm x cm
5.	Nutzstrahlenfeld-Lage		maximale Abweichung 1 % des FFA cm
6.	Ergebnis aus Filmsensitometrie: opt. Dichte [ ] (Meßwert)		Nr. [ ] von Stufe [ ]

Prüfergebnisse Konstanzprüfung

Datum										
Prüfer										
Dosis (Einheit ———)										
Kontrast (– / = / +)										
Opt. Dichte (Meßwert)										
Nutzstrahlenfeld; Größe										
Nutzstrahlenfeld; Zentrumsabweichung										
Optische Dichte aus Filmsensitometrie										
Bei Toleranzüberschreitung Sichtvermerk des Arztes										

Index

Springer-Verlag und Umwelt

Als internationaler wissenschaftlicher Verlag sind wir uns unserer besonderen Verpflichtung der Umwelt gegenüber bewußt und beziehen umweltorientierte Grundsätze in Unternehmensentscheidungen mit ein.

Von unseren Geschäftspartnern (Druckereien, Papierfabriken, Verpackungsherstellern usw.) verlangen wir, daß sie sowohl beim Herstellungsprozeß selbst als auch beim Einsatz der zur Verwendung kommenden Materialien ökologische Gesichtspunkte berücksichtigen.

Das für dieses Buch verwendete Papier ist aus chlorfrei bzw. chlorarm hergestelltem Zellstoff gefertigt und im pH-Wert neutral.